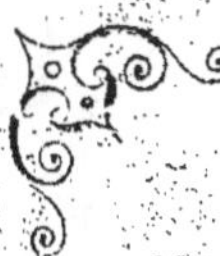

TRAITÉ
DES
MALADIES DE POITRINE
ET DU CŒUR
PHTHISIE PULMONAIRE, CATARRHE, ASTHME, SCROFULES
ET DES
AFFECTIONS NERVEUSES
GASTRALGIES, RHUMATISMES, PARALYSIES, ETC.,
SUIVI

de nombreux cas d'observation de guérison

AVEC DES RECHERCHES

SUR LES COURANTS ÉLECTRIQUES CONTINUS

Considérés comme un des agents thérapeutiques les plus efficaces dans le traitement de ces affections,

Par M. le Docteur J. TIRAT (de MALEMORT)

MÉDECIN DE LA FACULTÉ DE PARIS

Ancien professeur de Sciences physiques, ancien élève des Écoles spéciales du Gouvernement, docteur en médecine et en chirurgie de la Faculté de Gênes ;

Auteur du Manuel des Sciences physiques à l'usage des Étudiants en médecine.

Quatorzième Édition.

PARIS
CHEZ L'AUTEUR, RUE DE DOUAI, N° 3

G.-A. BAILLIÈRE ET FILS

Libraires de l'Académie nationale de Médecine, rue Hautefeuille, 19.

A ROUEN, chez LE BRUMENT, libraire, 55, quai Napoléon.

LONDRES	MADRID
H. BAILLIÈRE, Regent-Street.	Ch. BAILLY-BAILLIÈRE, libraire.

A LILLE
Chez F. LAGACHE, imprimeur, rue Esquermoise, 48.

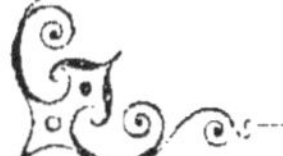 

1872

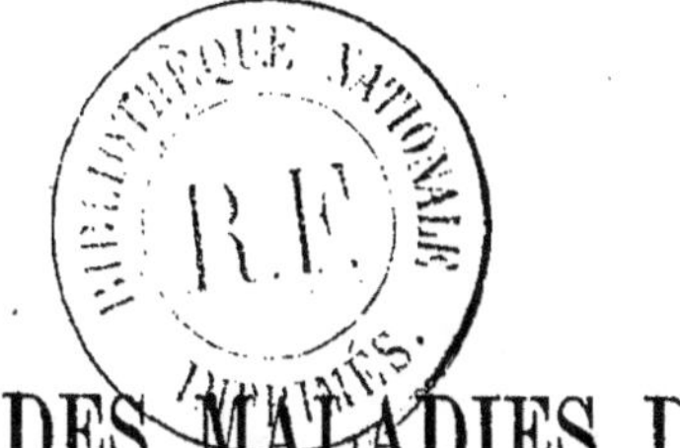

DES MALADIES DE POITRINE

ET DES

AFFECTIONS NERVEUSES

TRAITÉ

DES

MALADIES DE POITRINE

ET DU CŒUR

PHTHISIE PULMONAIRE, CATARRHE, ASTHME, SCROFULES

ET DES

AFFECTIONS NERVEUSES

GASTRALGIES, RHUMATISMES, PARALYSIES, ETC.,

SUIVI

de nombreux cas d'observation de guérison

AVEC DES RECHERCHES

SUR LES COURANTS ÉLECTRIQUES CONTINUS

Considérés comme un des agents thérapeutiques les plus efficaces dans le traitement de ces affections,

Par M. le Docteur J. TIRAT (de MALEMORT)

MÉDECIN DE LA FACULTÉ DE PARIS

Ancien professeur de Sciences physiques, ancien élève des Écoles spéciales du Gouvernement, docteur en médecine et en chirurgie de la Faculté de Gênes ;

Auteur du Manuel des Sciences physiques à l'usage des Étudiants en médecine.

Quatorzième Edition.

PARIS

CHEZ L'AUTEUR, RUE DE DOUAI, Nᵒ 3

G.-A. BAILLIÈRE ET FILS

Libraires de l'Académie nationale de Médecine, rue Hautefeuille, 19.

A ROUEN, chez LE BRUMENT, libraire, 55, quai Napoléon.

LONDRES	MADRID
H. BAILLIÈRE, Regent-Street.	Ch. BAILLY-BAILLIÈRE, libraire

A LILLE

Chez F. LAGACHE, imprimeur, rue Esquermoise, 48.

1872

PRÉFACE

Le nouveau traité que j'offre au public sur les maladies chroniques est le résultat de vingt années de recherches, d'expériences et de pénibles travaux.

Il ne devait avoir pour but que la phthisie ou consomption pulmonaire ; mais, frappé de l'étroite liaison qui existe entre les autres maladies chroniques et cette terrible affection, je me suis vu forcé, pour rendre cet ouvrage aussi utile, aussi complet que possible, de traiter en même temps de quelques-unes des principales affections dont elle est trop souvent la funeste conséquence.

Dès les premières années de ma pratique médicale, je dirigeai mes recherches vers les maladies de poitrine, et j'étudiai, sous toutes leurs formes, ces affections dont, malheureusement, le nombre s'accroît tous les jours.

Après avoir fait de nombreuses expériences sur toutes les préparations pharmaceutiques connues et employées contre ces maladies, frappé de la stérilité des résultats qu'on obtenait, j'en recherchai de nouvelles d'une efficacité plus certaine, plus radicale.

Le problème à résoudre était des plus importants ; il avait lassé la constance de tous les médecins qui s'en étaient occupés : il s'agissait de trouver un dissolvant des tubercules pulmonaires.

Depuis plusieurs années, une préparation m'avait toujours réussi dans certaines affections produites par un vice de sang ; c'était une mixture que j'appellerai dissolvante, pour consacrer une de ses principales et essentielles propriétés.

Les malades auxquels j'en avais prescrit l'usage, de même qu'ils avaient été guéris des maladies chroniques pour lesquelles ils étaient venus réclamer mes soins, avaient vu disparaître les symptômes d'une phthisie pulmonaire imminente, affection qui, presque toujours, est une des suites immédiates directes de maladies chroniques négligées.

Encouragé par cet heureux résultat, j'essayai son action sur des phthisiques chez lesquels les tubercules pulmonaires avaient été diagnostiqués par les médecins les plus célèbres, et je fus assez heureux pour voir tous les symptômes de l'affection diminuer, et les malades recouvrer une santé florissante, qui s'est constamment soutenue.

Pour rendre cette mixture dissolvante efficace et applicable dans tous les cas, j'en ai varié les degrés selon la force, l'âge, le tempérament du malade et l'époque ou période de sa maladie ; si le succès le plus complet n'a pas toujours couronné mon zèle, du moins, dans le plus grand nombre de cas, de nombreuses guérisons ont été la récompense de mes veilles et de mes travaux.

Je ne prétends pas guérir la phthisie pulmonaire à toutes les périodes, ni régénérer par mon traitement un organe frappé de mort ; en effet, il est une époque où toutes les maladies sont mortelles : et quel est le médecin assez audacieux pour oser affirmer qu'il peut réorganiser une partie que la destruction environne de toutes parts ? La médecine peut éloigner et détruire les causes du mal, en arrêter les ravages ; mais jamais elle ne jouira de la propriété de réorganiser.

La mixture dissolvante, quelle que soit son efficacité, ne suffit pas seule pour obtenir la guérison de la phthisie et des affections qui la développent ; j'active ses effets par l'emploi d'un appareil électro-chimique médicamenteux, dont l'action lente mais continue, ranime la circulation du sang et porte à l'organe malade, avec de nouveaux principes de vie, le stimulus qui doit le guérir.

Les secours que la thérapeutique peut retirer de l'emploi rationnel de la pile de Volta, comme auxiliaire d'une médication spéciale ne sont plus à constater ; les physiologistes les plus savants, les médecins les plus habiles sont tous d'accord pour reconnaître au fluide galvanique, cet agent aussi mystérieux que puissant, des propriétés exceptionnelles qui, jusqu'à ce jour, n'ont pas été assez utilisées dans l'art de guérir. Personnéllement, j'ai reconnu, à la suite d'expériences continues, qu'il rend le mouvement à des membres qui en étaient presque privés, qu'il donne aux estomacs débilités une nouvelle énergie, qu'il porte, enfin, aux organes malades de nouveaux principes de vie.

L'application de la pile de Volta devant être continue pour être efficace, j'ai dû recourir à un appareil électro-chimique spécial qui, tout en modifiant la pile, en produisit tous les effets ; cet appareil, que les malades peuvent porter sans fatigue, remplit si complètement le but que je voulais atteindre que j'en prescris l'emploi avec succès, non-seulement dans le traitement des maladies de poitrine, mais encore dans le traitement des affections nerveuses.

Indépendamment de la mixture et de l'appareil électro-chimique, j'emploie, toutes les fois que les circonstances l'exigent, des moyens accessoires fournis par la science ; tout praticien est, jusqu'à un certain point, responsable de la santé du malade qui se confie à sa science : il ne doit donc rien négliger, soit pour calmer la maladie qu'il a à combattre, soit pour en abréger la durée.

Dans ce livre, je me bornerai à prouver par de nombreuses observations que la phthisie pulmonaire est parfaitement curable dans les deux premières périodes de la maladie, et que, contre l'opinion générale de beaucoup de médecins, il existe des moyens efficaces, soit pour prévenir, soit pour guérir cette affection, surtout quand elle est accidentelle.

Dans les considérations générales, qui formeront le premier chapitre de cet ouvrage, je ferai connaître l'opinion des médecins sur la nature et les causes des maladies chroniques, et, principalement, de la phthisie pulmonaire ; je prouverai que le principe de ces affections réside dans le système sanguin, et que, pour en obtenir la guérison radicale et certaine, un traitement général leur doit être opposé.

La suite de l'ouvrage sera divisée en deux parties :

La première sera consacrée à la phthisie pulmonaire et à son traitement préservatif et curatif.

Après avoir parlé de la structure des poumons et des fonctions de cet organe, je dirai ce qu'on doit entendre dans l'état actuel de la science par le mot phthisie, et afin de mieux faire connaître le degré de curabilité de cette maladie, je la diviserai en trois époques.

La première, dans laquelle l'élément tuberculeux est à l'état latent, où il n'existe que dans le sang avec une tendance à se localiser sur les poumons.

La seconde, où les tubercules sont complétement formés et quelques-uns même à l'état de ramollissement.

La troisième, qui a pour caractère principal la formation des cavernes.

Une description détaillée des symptômes ou signes propres à guider le malade et le médecin, fera aisément reconnaître la maladie, et distinguer, entre elles, les trois époques.

Le traitement préservatif ou hygiénique de cette maladie et le traitement curatif feront le sujet de deux chapitres, à la suite desquels j'ajouterai, parmi les nombreux cas de guérison que j'ai obtenus, ceux qui me paraîtront devoir offrir le plus d'intérêt.

Je parlerai dans la deuxième partie de l'ouvrage des maladies du cœur, de l'asthme et du catarrhe, et comme cette dernière affection est souvent confondue avec la phthisie, j'indiquerai avec soin le diagnostic différentiel.

Enfin, j'ai consacré deux chapitres à l'étude et au traitement des maladies nerveuses, paralysie et gastralgie, contre lesquelles l'action de mon appareil électro-chimique est si puissante.

Cet écrit est dominé par une idée féconde en résultats : j'y ai considéré toutes les maladies du sang comme étant de nature acide et exigeant l'emploi de substances douces et neutralisantes.

Les substances qui entrent dans ma mixture dépurative et dissolvante ne sont point un secret ; et j'en ai confié la préparation aux pharmaciens les plus habiles et les plus consciencieux de Paris, principalement M. Anger, boulevard Haussmann, 46.

Mon traitement a déjà été employé avec succès sur un grand nombre de malades, par plusieurs de mes honorables confrères, docteurs de la Faculté de médecine de Paris, à qui je me suis fait un plaisir de donner tous les renseignements nécessaires pour en faciliter l'emploi. Les éloges qu'ils ont bien voulu me prodiguer et leur bienveillance qui m'honore, sont déja une douce récompense de mes veilles et de mes travaux. Je les remercie ici publiquement des soins qu'ils ont apportés dans les épreuves qu'ils ont fait subir à mon mode de traitement et du désir qu'ils mettent à le propager. Combien sont dignes d'estime et d'admiration ces hommes, aussi savants que consciencieux, qui, toujours prêts à soulager les souffrances de leurs semblables, saisissent toutes les occasions de fairè le bien! Ils ne ressemblent, pas heureusement pour l'humanité, à ces médecins de médiocre savoir, ignorants des progrès de la science, qui désapprouvent et blâment les efforts de ceux de leurs confrères, cherchant, dans des voies nouvelles, le salut des malades! C'est en vain qu'ils voudront éloigner de nous les malades qu'ils n'auront pu guérir ; ceux-ci, fatigués par de longs et pénibles traitements, encouragés par les heureux résultats obtenus sur des malades qui, comme eux, avaient déjà un pied dans la tombe, ne verront dans leurs propos que des conseils intéressés et dictés par la jalousie qui, comme le dit un vieil adage, est la sœur de l'ignorance !

En soumettant au public le fruit de vingt années d'études sur les maladies qui, d'après le grand Sydenham, enlèvent le cinquième de la population, puissé-je, en diminuant le nombre de leurs victimes, atteindre le but le plus cher à mon cœur, celui d'être utile à mes semblables et de servir en même temps la science et l'humanité.

DES

MALADIES CHRONIQUES

DES
MALADIES CHRONIQUES

CHAPITRE PREMIER

CONSIDÉRATIONS GÉNÉRALES

Les auteurs qui ont écrit jusqu'à présent sur la phthisie pulmonaire n'ont considéré cette maladie que sous le point de vue des lésions anatomiques qui la caractérisent, et ne se sont point occupés de l'altération des liquides dont elle est très-souvent la conséquence. Tous leurs travaux se sont bornés à fixer le diagnostic de cette affection, et à donner des moyens d'investigation sûrs pour y arriver. Une fois la maladie reconnue, la croyant au-dessus des ressources de l'art, ils se seraient bien gardés de tenter de lui opposer une médecine active, : la diète, le lait, les loochs et la mauve sucrée, conduisaient doucement les malades au tombeau, quand ils étaient assez heureux pour échapper aux sétons, cautères et saignées, moyens aussi inutiles que barbares et toujours inefficaces dans cette terrible affection. En effet, quels progrès l'anatomie pathologique a-t-elle fait faire aux maladies chroniques depuis Bonet et Morgagni ? A quoi ont abouti les recherches de Bayle, Laennec, Broussais, et de tous les anatomo-pathologistes modernes ? A rien, si ce n'est au développement des vaines et stériles théories. Toute médication devant varier, selon l'opinion qu'on se forme de la nature des causes des maladies, il s'ensuit nécessairement que, leurs opinions étant fausses, les moyens qu'ils employaient devaient être pour le moins inutiles, quand ils n'étaient pas dangereux ou nuisibles.

La médecine d'observation s'est bornée à constater les phénomènes extérieurs, et ne nous a rien appris sur la nature des maladies chroniques. Hippocrate, Gallien, Arétée Stoll, Baglivi et tous ceux qui ont suivi leurs doctrines, ont fidèlement décrit les

symptômes morbides ; mais ils sont restés les paisibles témoins de la lutte engagée entre la nature et
le principe destructeur.

Bonet et Morgagni ont commencé des recherches
qui se sont terminées par les travaux de Pinel,
Bichat et Broussais. Ces fondateurs de la médecine
organique ont cru trouver dans les lésions locales la
cause des symptômes, la source du mal ; ils ont
négligé les altérations du sang et des autres liquides
de l'économie, en cela leur doctrine est incomplète et
erronée. Leur médication dans la phthisie pulmonaire
n'a pas même été dirigée contre les tubercules; elle
s'est bornée à constater les accidents locaux qu'ils
déterminaient.

Pour moi, je regarde les lésions locales qui se
forment dans les maladies graves, comme la conséquence de l'altération des liquides, et les opinions
des esprits les plus avancés de notre époque, tels que
Andral, Magendie, etc., viennent à l'appui de cette
nouvelle manière de voir. En recherchant la source
des affections chroniques, ils ont montré qu'elles
résidaient principalement dans le système sanguin.
M. Fourcault, par des expériences qui ne laissent
aucun doute, a soutenu la même opinion. Tous les
animaux dont il avait rendu la peau imperméable
à la transpiration, sont morts comme asphyxiés dans
un délai d'autant moindre qu'il avait plus complètement fermé les orifices de cette émonctoire. La

transpiration cutanée est donc une fonction bien importante, puisque, supprimée en totalité, elle amène la mort, et que, supprimée en partie, elle donne lieu à une altération du sang, et conséquemment à de graves maladies. Mais elle n'est pas la seule cause de l'altération de ce liquide : outre les virus ou venins qui peuvent l'infecter, une nourriture insuffisante ou de mauvaise qualité, en fournissant, en trop faible portion, les sucs destinés à réparer les pertes de l'économie, conduit également à l'altération du sang.

Connaissant les fonctions intimes des poumons, la délicatesse de cet organe et ses sympathies avec la peau, il est facile de remonter aux causes probables de ses affections.

Le poumon, en effet, est l'organe de la sanguification ; c'est dans l'intérieur de sa trame organique que se complète la digestion, c'est là seulement que le sang, chargé des principes fournis par les aliments, acquiert les qualités nécessaires à la nutrition de tous les organes. Quelle doit être alors sur les poumons l'action d'un sang altéré, d'un sang qui contient des éléments propres au développement des tubercules ? Comment la suppression de la transpiration cutanée agira-t-elle ? Quelle sera son action spéciale sur le sang, et comment pourra-t-elle amener la phthisie pulmonaire ?

La sueur répercutée et entrant dans le torrent

circulatoire, agit comme un corps étranger ; elle introduit dans le sang différents sels délétères qui, dans l'acte de l'hémathose, se déposent dans les vésicules des poumons, deviennent, souvent, dans cet organe, une cause de tuberculisation, et portent, dans tout l'organisme, un principe morbide.

J'ai pris pour exemple la suppression de la transpiration cutanée, parce qu'elle est une des causes les plus générales des maladies chroniques et surtout de la phthisie : le froid resserre les pores de tout le corps, et l'humidité de l'air s'opposant à l'évaporation de la sueur ralentit les fonctions de la peau, et devient la source d'un grand nombre d'affections.

Je me suis convaincu de cette vérité dans mes voyages en Hollande, en Angleterre et dans d'autres pays brumeux et humides. Qui n'a ressenti, en visitant Londres, les effets débilitants de son humide atmosphère ? qui ne s'est plaint des variations subites de sa température ? qui n'a éprouvé sur les yeux, dans le nez et la gorge, les effets irritants de ses brouillards épais ? Aussi la phthisie et les scrofules y sont-ils plus fréquents qu'au temps de Sydenham.

Si, malgré l'assainissement des rues de cette grande cité, la multiplicité de ses canaux et de ses fontaines, la beauté et la régularité de ses constructions ; si malgré les progrès de l'hygiène qui tend tous les jours à en diminuer les causes, ces maladies

s'y sont multipliées, quelle est la cause de ce résultat
fâcheux, si ce n'est le défaut de principes de ceux qui,
ignorant la véritable cause de ces affections, prescrivent de vaines médications ?

C'est encore à l'influence de la suppression de
la matière transpirable qu'est due la fréquence de
la phthisie dans certaines professions ; c'est moins
à la poussière qu'ils respirent qu'à la répercussion
de la transpiration et à ses funestes conséquences,
que les boulangers doivent la phthisie qui les atteint
si souvent dans leur état pénible ; faiblement couverts et le corps en sueur, ne s'exposent-ils pas à
chaque instant aux variations subites de la température ?

La cause prochaine qui doit donner lieu au développement des tubercules réside donc dans le sang ;
le bon sens répugne à admettre leur production
spontanée dans les poumons ; autant vaudrait-il
admettre un effet sans cause. Il faut nécessairement
que cet élément nuisible y ait été apporté par quelques-uns des fluides de l'économie, et quel autre
fluide que le sang à qui cet organe fait subir de si
importantes modifications, aurait pu produire ce
résultat ?

Il suffit d'avoir les plus légères notions en médecine, pour comprendre que de nouvelles observations, faites d'après la nature des causes de la phthisie,
ont dû me donner des vues nouvelles et plus éten-

dues, rendre mon traitement plus rationnel, et me conduire à la solution d'une question des plus importantes pour la médecine pratique.

Est-il, dans l'état actuel de la science, une maladie plus importante par sa gravité, et qui offre un champ plus vaste à des recherches nouvelles ?

Cette affection peut attaquer des personnes de l'un et l'autre sexe ; elle est la plus généralement répandue, et quoiqu'elle se montre le plus souvent depuis la dix-huitième jusqu'à la trente-cinquième année de la vie, les enfants cependant y sont également sujets, et les vieillards eux-mêmes n'en sont pas exempts.

Pourquoi s'est-elle propagée jusqu'à ce jour avec une si effrayante rapidité ? Cela tient à trois causes : la première parce qu'elle est généralement mal traitée ; la deuxième parce qu'elle est contagieuse ; et la troisième parce qu'elle est héréditaire.

Nous avons démontré assez au long le vice des traitements employés ; il nous reste à prouver la contagion et l'hérédité de cette affection.

Les médecins anciens étaient si convaincus de la contagion de la phthisie, qu'ils n'osaient faire l'ouverture des corps des malheureux qui avaient succombé. Quelques médecins, s'appuyant sur des faits isolés, ont nié qu'elle fût contagieuse. Pour moi, je me range de l'avis de Morton, qui assurait que la phthisie se gagnait en partageant le lit d'une personne affectée de cette maladie.

Peut-on comprendre, en effet, que des personnes co-habitant avec un poitrinaire, absorbant sa sueur par le contact, vivant dans une atmosphère qu'il corrompt à chaque instant, ne se pénètrent pas de ses émanations malfaisantes ? Le poumon, dans chaque expiration, exhale la partie la plus ténue et la plus active du virus pulmonique, et la contagion est d'autant plus à craindre que la maladie a atteint une époque plus avancée, et que toutes les sécrétions de l'économie ont été plus ou moins viciées.

Il est un autre mode de transmission beaucoup moins contesté et beaucoup plus dangereux, puisque nul ne peut s'y soustraire : c'est l'hérédité. Des observations nombreuses prouvent que la phthisie peut être transmise avec la vie. Le père de la médecine a dit, en parlant de certaines phthisies : « *Secundùm naturam ad tabidem dispositi sunt.* » C'était aussi l'avis de Gallien et d'Alexandre de Tralles, et parmi les modernes, Morton, Portal, Bayle et d'autres ont donné des preuves incontestables de cette funeste propriété du virus tabifique ou pulmonique, de se propager par la voie de l'hérédité.

Quoiqu'on n'ait point encore pénétré le secret de cette transmission, à cause du voile épais qui recouvre tout ce qui tient à l'organisation des êtres, tout me porte à croire que les liquides qui doivent former les organes du fœtus sont altérés dans leur constitution moléculaire ; le sang et les autres liquides, consécutivement altérés, contiennent les éléments de tuberculisation que le temps ne fait que développer.

Je diviserai en trois groupes les sujets héréditairement prédisposés à la phthisie, Dans le premier, je rangerai ceux qui ont reçu de leurs parents une constitution débile et lymphatique ; dans le deuxième, ceux qui ont reçu la diathèse ou cachexie tuberculeuse ; dans le troisième, enfin, ceux qui ont apporté en naissant, non seulement le tempérament lymphatique et la diathèse tuberculeuse, mais encore des tubercules tout formés. Nous devons le dire, ceux qui forment cette dernière catégorie sont les seuls exposés à une mort certaine, par suite de l'altération des poumons ; le nombre en est heureusement fort restreint, car les corps inorganiques ne se forment le plus souvent qu'après la naissance.

Il peut néanmoins arriver que la phthisie épargne une génération, pour reparaître ensuite dans la même famille, imitant dans son mode de propagation le vice scrofuleux ; c'est même sur cette analogie de transmission qu'est basée l'opinion de ceux qui regardent la phthisie héréditaire comme étant de nature scrofuleuse.

Pour moi, je pense que la phthisie héréditaire est causée par un virus *sui generis*, ou tabifique, comme l'appelaient les anciens, qui, introduit dans l'économie par la voie de la génération, circule avec le sang et constitue chez l'enfant, soit le tempérament lymphatique, soit la cachexie tuberculeuse, soit les tubercules eux-mêmes, suivant que la maladie était chez les parents à un degré plus ou moins avancé au moment de la conception.

La phthisie ainsi transmise se développe principalement depuis la naissance jusqu'à l'époque de la puberté ; c'est sur les enfants de deux à quinze ans qu'elle exerce ses ravages, ainsi qu'on peut s'en convaincre par la statistique établie par M. Papavoine, sur des enfants de cet âge, morts à l'hôpital des Enfants. Il résulte de ses recherches, que sur 532 petites filles mortes de deux à quinze ans, et dont les organes ont été l'objet d'un examen scrupuleux, 308 ou les trois cinquièmes avaient des tubercules, et sur 387 garçons décédés dans cet hôpital, 210 ou les deux tiers offraient les mêmes lésions. Je ne pense pas que tous ces enfants soient morts à la suite des progrès d'une phthisie héréditaire ; la plus forte partie, au contraire, a dû mourir de phthisies accidentelles, dont le séjour, l'air altéré de l'hôpital, et le défaut d'exercice ont bien pu être les seules causes.

L'étroite sympathie qui existe entre les poumons et les autres organes est encore une cause de la fréquence de cette affection ; cette sympathie est telle que la lésion des uns entraîne la lésion des autres.

L'expérience prouve la vérité de cette assertion ; ne voit-on pas, en effet, chaque jour, des femmes devenir phthisiques à la cessation naturelle de leurs règles, et chez lesquelles cet événement n'était retardé que par cette évacuation périodique ? Qui n'a vu une grossesse suspendre les progrès d'une phthisie pulmonaire, et la maladie poursuivre son cours aussitôt que la matrice était débarrassée du produit de la conception ? Qui ne sait aussi qu'une affection de poitrine est souvent soulagée par l'écoulement des règles ?

Malheur aux filles nubiles ! s'écrie cependant Baumes, en considérant le grand nombre de maladies auxquelles elles sont exposées par les dérangements fréquents des fonctions utérines, pendant la période de la fécondité. L'observation et les statistiques prouvent, en effet, que la phthisie est moins fréquente chez les hommes que chez les femmes. M. Benoiston de Châteauneuf a trouvé que sur 44,000 malades reçus dans quatre hôpitaux de Paris, de 1821 à 1826, 1,554 ont succombé à la phthisie. Il a compté 809 phthisiques sur 16,955 femmes, et seulement 745 sur 25,045 hommes ; d'où il conclut que le sexe féminin est beaucoup plus disposé à la phthisie, à tous les âges, que le sexe masculin. Si, à l'importance des fonctions de la matrice chez la femme, on joint leur vie habituellement sédentaire, leur défaut d'exercice, leur excessive sensibilité, l'usage généralement répandu des corsets dans les grandes villes, on se rendra facilement compte de ce résultat.

Les maladies chroniques dépendant du sang, et les maladies nerveuses, généralement mal traitées ou abandonnées à elles-mêmes, sont encore de grandes causes de l'effrayante rapidité avec laquelle se multiplient les cas de phthisie pulmonaire.

Les localisations successives, dans les différentes parties du corps, des dartres, des scrofules et des maladies vénériennes, prouvent suffisamment que leurs principes morbides ne peuvent exister que dans le sang ; et en rapprochant les fonctions de la peau et celles de la muqueuse pulmonaire, en examinant leur étroite sympathie, ne sera-t-il pas facile de prévoir les effets funestes du principe dartreux, quand, sans le détruire, on lui fermera son exutoire ? L'immortel Bichat, dans son Anatomie générale, nous apprend que la suppression de la transpiration cutanée influence autant le poumon lui seul que tous les autres organes réunis, et l'on voit tous les jours, dans l'asphyxie, que c'est principalement sur la peau qu'on applique les moyens qui doivent agir sur les poumons, à cause de la connexion qui existe entre ces deux organes. Cette analogie, que l'expérience a depuis longtemps confirmée, ne suffit-elle pas pour se rendre compte des nombreuses victimes de la phthisie aiguë ou chronique, à la suite d'une dartre rentrée ?

Mais de tous les virus particuliers qui altèrent le sang, le plus répandu est le virus scrofuleux ; c'est aussi lui qui produit le plus de phthisies. Cela doit être ainsi, puisque ce virus se localise presque toujours sur le système glanduleux, et que les poumons renferment dans leur substance une grande quantité de glandes lymphatiques où le virus finit toujours par exercer ses ravages. Combien alors sont coupables les médecins qui négligent de traiter cette affection dans l'enfance, sous prétexte que la cure en sera plus facile à l'âge de la puberté.

Le virus syphilitique, que je regarde comme une cause fréquente de scrofules, produit aussi souvent la phthisie. Il n'est pas rare de le voir abandonner les autres organes pour se jeter avec force sur les poumons, les congestionner en y faisant affluer un sang altéré, et y déterminer une phthisie si complète et qui a si peu de rapport avec son origine, que le praticien le plus expérimenté a de la peine à en reconnaître la cause.

Lorsque le virus est porté par les vaisseaux absorbants sur une seule glande, les désordres qu'il fait naître sont alors circonscrits comme le mal ; il en résulte une blennorrhagie, un gonflement glanduleux à l'aine ou au-dessous de la mâchoire ; mais s'il attaque, en premier lieu, les glandes de l'organe respiratoire, il occasionnera une phthisie vénérienne, qui s'annoncera par la dyspnée, la toux et d'autres symptômes.

Le virus vénérien peut circuler longtemps dans la masse des liquides sans indiquer sa présence; ce n'est que plusieurs mois, plusieurs années après la contagion, qu'il viendra exercer ses ravages sur le parenchyme pulmonaire. Une expérience de tous les jours ne nous permet pas de douter qu'il existe des phthisies vénériennes. Cette assertion a été soutenue par Lieutaux (lib. II, obs. 766), Moragny : *De phthisiâ à lue venercâ* (lib. III), de Morton (Epist. XXII, art. 11).

Des considérations d'une nature puissante me font aussi regarder le vice rhumatismal, goutteux, comme une cause très-commune de phthisie; car il arrive souvent que, dans les efforts que fait la nature pour débarrasser l'organisme de ce principe terreux qui circule avec le sang, il s'en dépose dans les poumons une partie qui y devient le germe des tubercules. Souvent aussi on voit la goutte abandonner avec la plus grande rapidité les articulations, pour se porter sur les organes pulmonaires, et y déterminer une toux sèche, opiniâtre, une oppression, des crachements purulents ou sanguins , enfin tous les symptômes d'une phthisie imminente.

Tout le monde sait aussi que l'humeur de la transpiration, lentement ou brusquement répercutée de l'extérieur à l'intérieur, soit par le froid, soit par l'humidité, altère le sang et devient la cause fréquente du catarrhe, de l'asthme convulsif et de toutes les affections graves de l'organe pulmonaire.

Sans remonter à l'importance des fonctions de l'estomac et de la sympathie de cet organe avec l'appareil respiratoire, il est généralement reconnu que la gastrite et les autres affections de cet organe réagissent sur les poumons, provoquent la toux, et peuvent, en altérant la nutrition, devenir une cause de phthisie.

Si je pouvais passer en revue toutes les affections qui, en altérant le sang, peuvent amener la phthisie, je serais obligé de tracer le tableau de toutes les maladies qui affligent l'humanité; mais devant me borner à en faire connaître les principales, je distinguerai, à l'origine, quatre espèces de phthisie, établies d'après les causes qui ont pu y donner lieu. Ce sont :

1o La phthisie catarrhale, ou celle produite par l'asthme, les catarrhes, les rhumes négligés ;

2o La phthisie dartreuse, ou celle qui succède aux dartres rentrées et à la répercussion des éruptions cutanées ;

3o La phthisie rhumatismale, dont la cause première est la même que celle que produit le rhumatisme et la goutte, ou qui est la conséquence de ces affections ;

4o La phthisie scrofuleuse, ou celle qui accompagne les scrofules ou leur succède, ou qui a été transmise aux enfants, par la voie de la génération, quand ils sont nés de parents affectés eux-mêmes d'humeurs froides ou de maladies vénériennes invétérées.

Une fois ces divisions bien comprises, il est facile de faire rentrer dans ce cadre toutes les phthisies, quelle que soit leur origine. Cette connaissance des maladies antérieures sert à diriger le traitement de la phthisie à son début. Il est évident qu'il doit varier selon les causes et ne se rencontrer que sur un seul point, quand il s'agit de dissoudre les tubercules ou de prévenir leur développement ; mais il vient une époque où les espèces de phthisie les plus éloignées dans leur origine, par la diversité des causes qui les ont produites, finissent par se confondre après avoir toutes procédé de même par la dégénérescence et la viciation du sang, et tous les symptômes devenant les mêmes, elles n'ont plus rien qui les distingue dans leur développement.

Pour me résumer, en peu de mots, je dirai que je regarde la phthisie comme le résultat d'une maladie générale dont le principe est dans un sang altéré par le virus scrofuleux, dartreux, syphilitique, rhumatismal, ou par toute autre humeur étrangère à celles qui entretiennent la vie ;

Que les solides, puisant leurs qualités préservatrices dans les liquides de l'économie, lorsque ceux-ci sont corrompus, finissent par s'altérer et cessent d'exercer leurs fonctions d'une manière normale ;

Et que le seul et véritable mode de traitement, pour qu'il soit efficace, doit être nécessairement dirigé contre cette dégénérescence primitive.

Il en résulte que le seul moyen préservatif et curatif de la phthisie et des maladies chroniques qui l'engendrent, consiste dans le médicament, assez doux pour qu'on puisse en continuer l'emploi pendant longtemps et sans danger, même dans l'enfance; assez actif pour neutraliser les effets délétères du virus qui infecte l'économie, et assez subtil pour pénétrer dans les parties les plus reculées de l'organisme. Or, ce médicament existe; nous lui devons de longues années de succès, et si depuis Stoll jusqu'à nos jours, les grands maîtres qui l'ont employé n'en ont pas toujours retiré les mêmes avantages, c'est qu'ils ne l'ont point administré sous la même forme, avec le même mode de combinaison et à des doses aussi fractionnées que celles qui entrent dans mes prescriptions.

Après avoir prouvé que l'origine des maladies chroniques se trouve toujours dans une altération primitive du sang et des autres liquides de l'économie, j'ai fait connaître les causes générales et spéciales de ces affections et de leur fréquence; je dois, pour compléter ce qui a rapport à la phthisie pulmonaire, parler de ses causes particulières, de ses symptômes et de son traitement préservatif et curatif ; mais, auparavant, je décrirai les fonctions du poumon et la structure de cet organe.

3

CHAPITRE II

DE L'ORGANISATION DES POUMONS ET DE LEURS FONCTIONS

Organisation des poumons.

Les poumons sont renfermés dans une cavité, connue sous le nom de *thorax*, dont la forme est celle d'un cône aplati de devant en arrière ; les parois de ce cône sont formées postérieurement par les vertèbres du dos , en avant par le sternum, et latéralement par les côtes dont la substance osso-cartilagineuse est formée en arc.

Les côtes qui répondent au sommet du cône sont courtes, horizontales, droites et peu mobiles ; les suivantes sont obliques, unies par des articulations moins serrées.

Les côtes qui sont placées à la base de la poitrine ne s'articulent pas avec le sternum ; elles sont, dans toute leur longueur antérieure, d'une contexture toute cartilagineuse. La base de la poitrine est terminée par le diaphragme, qui la sépare de l'abdomen : cette cloison est charnue, tendineuse ; elle est attachée au cartilage des fausses côtes, aux vertèbres lombaires, et conserve, entre ses points d'appui, une position horizontale.

Plusieurs plans musculaires couvrent la poitrine, et servent à la fermer ; tels sont : les muscles intercostaux, internes et externes, les sous-claviers, les grands et les petits pectoraux, les dentelées, les scalènes postérieurs.

Dans cette cavité, et dans un ordre qui correspond à ses dimensions, est placé l'organe pulmonaire. Les poumons sont au nombre de deux, un droit et l'autre gauche ; chaque poumon est formé par des tuyaux aériens, qui sont des rameaux des bronches, formés par la division de la trachée artère.

Chaque tuyau se termine dans un petit lobe d'une contexture spongieuse, assemblage de plusieurs cellules qui communiquent ensemble.

C'est dans les lobes, qui sont unis les uns aux autres par le tissu cellulaire, que chaque tuyau ou ramification bronchique dépose la colonne d'air qui doit servir à la sanguification.

Les canaux aériens, le parenchyme pulmonaire,

reçoivent des vaisseaux à sang rouge, à sang noir, des vaisseaux lymphatiques, des glandes et des nerfs, soit ganglioneux, soit de la vie animale. Le tissu cellulaire unit toutes ces parties, d'où résultent deux masses d'un volume presque égal.

Les plèvres, dont la texture est sérieuse, revêtent toute la cavité de la poitrine, à laquelle elles adhèrent par du tissu cellulaire; leur surface interne est libre, lisse et polie; elles s'adossent, au milieu du thorax, vers la colonne vertébrale, se séparent pour former le médiastin, qui reçoit le péricarde, le cœur, le thymus, l'œsophage, etc., se réunissent sous le sternum, reprennent des directions particulières, et se réfléchissent, l'une à droite, l'autre à gauche, pour embrasser chacune un poumon, auquel elle s'unit fortement par du tissu cellulaire, en conservant une de ses faces également libre, lisse et polie.

Fonctions de l'organe.

Vingt fois par minute, le diaphragme s'abaisse, les fibres qui sont courbes se contractent, en se redressant, elles descendent vers l'abdomen qu'elles dépriment ; l'abdomen cède et fait saillie en avant, la poitrine s'agrandit en longueur du haut en bas, les muscles intercostaux se contractent ; leurs fibres qui sont obliques se redressent, elles deviennent perpendiculaires aux côtes qu'elles écartent ; la poitrine augmente de capacité suivant les diamètres transversaux ; l'inspiration s'exécute par ce double mouvement. Douze, et, suivant quelques auteurs, trente à quarante pouces cubes d'air atmosphérique pénètrent dans la poitrine ; par les ramifications des bronches, l'air est porté dans les lobules, où il se met en contact avec le sang noir qui afflue de toutes parts, conduit par les capillaires des artères pulmonaires. De grands phénomènes vont s'opérer : l'air atmosphérique qui a été porté dans les lobules, par le mouvement d'inspiration, contient dix-huit parties d'oxygène, quatre-vingts parties d'azote et deux parties d'acide carbonique.

Le sang noir qui, du ventricule droit du cœur, a été conduit dans les lobules aériens par les artères pulmonaires, se coagule avec lenteur ; il contient du carbone en état d'acide fixe, et ne jouit que de trente degrés de chaleur.

L'air s'est mis en contact avec le sang, leurs principes se sont combinés ; des composés nouveaux résultent de leur union ; le sang, de noir qu'il était, est devenu vermeil, éclatant, léger, écumeux, plus concrescible, et sa température s'est élevée de deux degrés.

Le diaphragme cesse de se contracter ; il remonte vers la poitrine, les muscles intercostaux se relâchent, les côtes se rapprochent, la poitrine diminue dans toutes ses dimensions, le mouvement d'expiration s'effectue : cinq parties d'oxygène, quatre-vingts parties d'azote, treize parties d'acide carbonique étaient, dans le sang veineux, sous une forme fixe, mais que l'augmentation du calorique résultant de l'oxydation du sang délivre de ses entraves en le rendant fluide aériforme, composent les matières auxquelles se joignent dans des proportions plus ou moins considérables, l'exhalation des surfaces bronchiques, de leurs innombrables divisions, et une substance aqueuse qui était délayée dans le sang veineux.

Le sang, riche de calorique et d'oxygène, passe des lobules aériens, dans les capillaires des veines pulmonaires, qui le transmettent à l'oreillette et au ventricule gauche du cœur, pour distribuer à tous les organes, avec les matériaux de la nutrition, l'excite-

ment d'où dépendent la caloricité et tous les phénomènes qui perpétuent l'existence.

Bientôt le sang rouge s'altère par ses libéralités :
il redevient noir, en se chargeant d'acide carbonique;
mais il retourne dans les poumons pour y acquérir
de nouveau les qualités qu'il a perdues : de la respiration dépend l'oxydation du sang, et cet oxyde
sanguin est l'excitant nécessaire qui allume et entretient le flambeau de la vie.

Telle est l'importance des fonctions que remplit
l'organe pulmonaire.

L'enfant, en quittant le sein de sa mère, doit
respirer, pour se perpétuer dans l'existence. Cette
fonction est nécessairement liée au maintien de la
vie, car, si elle est interrompue, la vie cesse. Rien ne
peut suppléer les fonctions pulmonaires, rien ne peut
remplacer l'air atmosphérique qui sert à la respiration.

Cet exposé rapide met à même d'apprécier cette
vérité, avancée par Sydenham : la cinquième partie
de l'espèce humaine périt par la phthisie.

CHAPITRE III

DE LA PHTHISIE PULMONAIRE.

Le mot phthisie vient d'un mot grec qui signifie : *je corromps, je flétris, je dessèche ;* il exprime dans son acception générique et primitive, la maigreur excessive, le dépérissement successif de tous organes; c'est dans cette acception qu'on a employé, le plus longtemps, le mot phthisie.

Plus tard, Pinel, dans sa *Nosographie philosophique*, a donné ce nom à toute affection du poumon, se manifestant par les symptômes suivants : toux , difficulté de respirer, dépérissement progressif, fièvre hectique et quelquefois expectoration purulente.

Bayle a défini cette maladie : toute lésion du poumon qui, livrée à elle-même, produit une désorganisation progressive de ce viscère, à la suite de laquelle surviennent son ulcération et la mort.

Pour moi, la phthisie pulmonaire sera toute lésion

du poumon, caractérisée par la présence de tubercules dans cet organe.

Les tubercules sont de petits corps étrangers à la
substance du poumon, formés par des éléments orga-
nico-chimiques, qui vicient le sang et qui sont en
excès dans ce liquide; ils croissent par juxta-position;
ils sont blancs, jaunâtres et d'un aspect mat, et ont
la consistance du fromage. Ils varient pour le nombre
et la grosseur: les moyens sont gros comme des fêves,
les plus gros acquièrent le volume d'une noix, et les
plus petits ressemblent à des grains de chenevis ou
de millet. On les appelle tubercules enkistés, lorsqu'ils sont contenus dans une poche membraneuse,
et tubercules non enkistés, lorsqu'ils sont continus
avec le tissu de l'organe. Ces derniers, une fois développés dans le tissu du poumon, l'altèrent plus ou
moins profondément, se multiplient, augmentent de
volume et compriment, en tous sens, la substance du
poumon, qu'ils désorganisent au point qu'on a beaucoup de peine à retrouver les traces de son organisation primitive.

Le poumon qui renferme des tubercules non enkistés, ressemble parfaitement à un arbre couvert de
fruits, dont les uns seraient à peine formés, d'autres
déjà colorés ou parfaitement mûrs, tandis que les
autres seraient arrivés à divers degrés de maturité
intermédiaire.

Les tubercules enkistés sont isolés et non continus

avec le tissu du poumon : ils sont d'abord durs et prennent alors le nom de tubercules crus; mais peu à peu le ramollissement de la substance qui les compose a lieu du centre à la circonférence, jusqu'à ce que la matière ramollie se vide dans les bronches, et qu'il ne reste plus qu'une membrane accidentelle et mince, fournissant une sécrétion purulente.

CHAPITRE IV

CAUSES DE LA PHTHISIE PULMONAIRE

Pour connaître la cause des lésions d'un organe, il ne suffit pas d'examiner les modifications de cet organe.

Souvent cette cause existe dans toute l'économie ; ainsi nous avons vu la phthisie provenir d'un vice dartreux, syphilitique, scrofuleux, rhumatismal, et de toute autre altération du sang, par un vice acquis ou héréditaire.

Outre les causes générales et habituelles, la phthisie reconnaît une foule de causes accidentelles et particulières. Je ne ferai que les indiquer, en m'arrêtant toutefois à quelques-uns d'entre elles, qui, par leur gravité, méritent toute notre attention.

Parmi ces causes, je rangerai, en première ligne, les déperditions considérables, les évacuations immodérées, naturelles ou accidentelles, qui jettent l'économie animale dans un état prolongé de langueur et d'atonie, telles que l'allaitement chez les femmes délicates, les sueurs excessives, les diarrhées chroniques, les excès dans les plaisirs vénériens.

L'abus du coït et de la masturbation exerce sur les poumons une influence funeste, que l'anatomie et la physiologie expliquent d'une manière satisfaisante. En effet, quoi de plus connu et de plus évident que les sympathies qui existent entre l'appareil respiratoire et les organes de la génération ; qui ne sait qu'à l'époque de la puberté, lorsque la voix devient plus forte, les individus des deux sexes deviennent propres à la reproduction ?

Personne n'ignore combien sont vifs, chez les malheureux phthisiques, les appétits vénériens, par suite de l'action stimulante des poumons malades sur les organes de la génération.

Qui ne connaît aussi l'action révulsive et salutaire des grossesses et des menstrues sur les poumons affectés de maladies chroniques.

Les suppressions d'évacuations habituelles sont aussi des causes fréquentes de phthisie. Ces évacuations sont sanguines, comme les métrorrhagies, les lochies, les hémorrhoïdes séreuses, comme la transpiration cutanée, les leucorrhées anciennes, la diarrhée habituelle ou purulente, comme celles des anciens ulcères, des cautères, des fistules, etc.

Le costume grec, adopté sans les modifications qu'exigerait la différence des climats, est encore une condition propice à la formation des tubercules. Très-rare dans certaines régions où le froid est excessif, et dans celles du midi, où la chaleur est sèche, la phthisie se montre plus fréquemment dans les contrées où des pluies fréquentes rendent l'atmosphère humide et chargée de brouillards; il est même des pays, comme la Hollande et l'Angleterre, où cette affection est endémique.

Le changement de climat, lorsqu'il a lieu d'un pays chaud dans une contrée froide, est aussi une cause très-puissante de phthisie: les nègres, qu'on transportait autrefois de l'Afrique dans l'Amérique du Nord, périssaient presque tous de phthisie tuberculeuse.

On peut encore citer, parmi les causes de la phthisie, certains corps qui compriment fortement le thorax et déterminent des congestions pulmonaires: ce sont les maillots, les corsets trop serrés, et les professions qui exigent une forte pression sur les parois thoraciques.

Les impressions morales tristes, les fatigues intellectuelles, les veilles prolongées, l'exercice forcé des organes respiratoires, le chant, l'habitude de parler haut et longtemps en public, l'usage abusif des instruments à vent, certains médicaments portés dans l'estomac ou absorbés par le système circulatoire, tels que le mercure, l'iode, etc., sont aussi des causes puissantes de cette affection. Les maladies aiguës du poumon, les fluxions de poitrine, les hémoptysies ou crachements de sang, l'introduction dans les poumons, par la voie de la respiration, de vapeurs irritantes, peuvent également donner naissance à la phthisie pulmonaire.

CHAPITRE V

DES SIGNES OU SYMPTOMES DE LA PHTHISIE

Pour faire bien connaître le degré de curabilité de cette affection, les périodes où cette maladie peut être complètement guérie, nous la diviserons en trois périodes ou époques, et nous donnerons les signes ou symptômes propres à faire distinguer entre elles chacune de ces époques.

Première époque

Les signes qui caractérisent l'invasion de cette maladie, sont : la langueur, l'aversion pour les moindres travaux, la tristesse habituelle, la difficulté de respirer, les maux de gorge, les rhumes de cerveau, les bâillements fréquents, une toux sèche qui semble occasionnée par la présence d'un corps étranger dans la poitrine, un état de relâchement et de flaccidité dans les muscles, une sensation de chaleur générale à la peau ; les joues sont vermeilles, inégalement colorées et striées, les lèvres sont purpurines ; une douleur peu vive se fait sentir au sternum, entre les deux épaules lorsqu'elle n'est point fixée dans l'un des côtés de la poitrine ; un léger mouvement fébrile se manifeste vers le soir ; le sommeil est interrompu par des rêves pénibles ; les urines sont claires et abondantes, l'appétit se soutient et devient même plus grand qu'à l'ordinaire.

Cet état dure plus ou moins longtemps, il semble même parfois s'améliorer ; mais cette amélioration n'est que trompeuse et passagère, car bientôt les accidents se développent de nouveau avec plus de force, et le malade entre dans la deuxième période de la maladie.

C'est dans cette période que la phthisie accidentelle conserve presque toujours le type de la maladie primitive qui la développe, et contre laquelle un praticien habile et expérimenté dirigera efficacement une partie de ses moyens médicaux.

Deuxième époque.

A cette deuxième époque de la maladie, les symptômes s'aggravent, la voix devient rauque et grêle ; la dyspnée ou difficulté de respirer augmente ;

l'expectoration devient difficile, muqueuse, gluante ou sanguinolente ; il y a souvent crachement d'un sang pur et vermeil ; les crachats sont jaunes ou verdâtres, épais ou ressemblant à des blancs d'œuf ; la toux devient plus opiniâtre, elle augmente sensiblement la nuit, et surtout après le repas ; elle est quelquefois si vive qu'elle fait rejeter les aliments qu'on a pris ; les maux de gorge deviennent plus intenses ; le malade éprouve dans cette partie la sensation d'un charbon ardent ; il arrive ordinairement que les glandes cervicales s'engorgent, durcissent et augmentent de volume ; la chaleur de la peau devient mordicante ; elle se fait sentir surtout à la plante des pieds et à la paume des mains. Des sueurs partielles ou générales inondent le malade pendant la nuit et le matin à son réveil ; la fièvre hectique augmente ; les urines deviennent rouges et plus rares ; l'appétit se perd ou devient bizarre ; on éprouve du dégoût pour les choses qu'on aimait le mieux ; le malade maigrit facilement et marche vers la consomption.

Troisième époque.

L'immortel Arétée nous a laissé un tableau véritablement hideux du dernier état du malheureux phthisique : alors tous les symptômes sont portés au dernier degré d'intensité ; les digestions sont gravement troublées, elles sont capricieuses ; la fièvre devient continue ; le pouls est petit et faible ; le marasme est complet ; les crachats sont purulents et d'une odeur insupportable pour les malades eux-mêmes et pour ceux qui les entourent ; la poitrine est recouverte presque continuellement d'une sueur visqueuse et presque fétide ; des symptômes de scorbut se déclarent ; les urines sont très-rares et rougeâtres ; les pieds, les mains, la face et les parties latérales de la poitrine sont quelquefois œdémateux ; une hydropisie ascite même peut se déclarer ; la diarrhée colliquative rebelle survient, et enfin la mort vient spontanément terminer les souffrances des infortunés poitrinaires, dont on a si bien dépeint les derniers moments en disant d'eux : *Antè mortem moriuntur.*

CHAPITRE VI

DES SIGNES FOURNIS PAR L'AUSCULTATION ET LA
PERCUSSION DE LA POITRINE.

C'est dans l'examen attentif de la poitrine des malades, à l'aide du stéthoscope ou de l'oreille, qu'une longue habitude et une grande expérience deviennent nécessaires au médecin pour préciser avec la dernière exactitude les plus légères lésions de l'organe respiratoire.

La bienveillance et l'amitié de plusieurs grands maîtres, en mettant à ma disposition, dans les hôpitaux, un grand nombre de malades atteints de maladies de poitrine, m'ont permis de faire sur le diagnostic de ces affections de nombreuses expériences dans lesquelles mes sens ont acquis cette délicatesse et cette précision indispensables pour obtenir d'heureux résultats.

Pour mieux faire ressortir la différence des bruits

fournis par l'auscultation dans les diverses maladies de poitrine, je donnerai, avant de passer aux caractères pathologiques, les caractères physiologiques de ces bruits.

Lorsque l'air pénètre dans les diverses parties des poumons, dans l'inspiration, et lorsqu'il en sort, en parcourant la route inverse dans l'expiration, on remarque deux bruits distincts: 1º le bruit inspiratoire dont le caractère propre est un souffle léger, pur et sans mélange d'aucun autre bruit accessoire; 2º le bruit expiratoire qui a aussi pour caractère un souffle léger, mais plus continu et plus rapide que celui de l'inspiration.

La réunion de ces deux bruits s'appelle bruit respiratoire.

Le bruit respiratoire peut être augmenté, diminué ou totalement aboli.

Il est augmenté chaque fois que les cellules pulmonaires reçoivent plus d'air que de coutume : c'est ce qui arrive lorsqu'une partie d'un poumon cesse d'être perméable à l'air qui doit remplir sa cavité; la partie restée saine se dilate alors plus complétement, et donne le bruit de la respiration qu'on a nommée puérile, parce qu'on l'observe constamment à l'état normal chez les enfants, et quelquefois même chez les grandes personnes nerveuses et les jeunes hystériques.

Il peut être diminué ou totalement aboli: il est

diminué, lorsqu'il y a dans les bronches quelque obstacle qui s'oppose à la libre pénétration de l'air, comme dans le catarrhe, ou lorsqu'une fausse membrane ou un épanchement s'interpose entre les poumons et les parois costales, comme dans la pleurésie, l'hydrotorax; il est encore diminué lorsqu'il y a un commencement de tuberculisation ; enfin, il est aboli lorsque, par un travail inflammatoire, une infiltration tuberculeuse ou une cause quelconque, le tissu du poumon cesse d'être perméable à l'air.

Selon les modifications que le bruit respiratoire éprouve dans sa nature, on lui donne différents noms.

Ainsi on l'appelle bruit de souffle ou respiration bronchique, toutes les fois que l'air parcourt les tuyaux bronchiques sans pouvoir pénétrer dans les cellules pulmonaires qui ne sont plus perméables. La bronchophonie se manifeste dans le même cas. Ainsi, lorsque le parenchyme du poumon est induré, dans la pneumonie arrivée à l'hépatisation, ces bruits s'entendent à la base, tandis que c'est principalement au sommet lorsqu'ils sont causés par des tubercules.

La respiration s'appelle caverneuse ou trachéale, lorsque l'air, au lieu de pénétrer dans de petites cellules, entre dans des cavités plus grandes ; quand ces cavités renferment un liquide, on entend un gargouillement : si ces bruits coïncident avec la pectoriloquie, on peut être sûr de l'existence des cavernes.

On appelle râle crépitant celui qui donne la sensation que fait le sel décrépitant par la chaleur, et qui a lieu surtout dans les engorgements des vésicules pulmonaires ;

Râle muqueux, celui qui est dû au passage de l'air à travers les canaux bronchiques contenant de la mucosité ou du sang, comme dans les rhumes et dans les hémoptysies ;

Râle sibilant, celui qui ressemble au bruit du vent s'insinuant à travers une fente étroite : il est dû au passage de l'air dans les tuyaux bronchiques rétrécis par quelques obstacles ; il se fait entendre surtout dans la bronchite, lorsqu'il y a turgescence de la membrane muqueuse des bronches.

On appelle enfin bruit de frottement, celui qui est dû à la sécheresse ou aux productions morbides des parois de la plèvre : il suit les mouvements d'élévation et d'abaissement du thorax.

La percussion fournit des signes qui, bien que moins utiles que ceux que donne l'auscultation, n'en méritent pas moins une étude particulière.

Le son que l'on obtient par la percussion de la poitrine, offre trois caractères principaux : il peut être clair, tympanique ou mat.

Le son clair s'obtient sur toute la surface de la poitrine à l'état sain, excepté sur la région de l'estomac qui donne un son tympanique.

Le son tympanique peut avoir lieu partout où le tissu du poumon est devenu plus perméable à l'air comme dans l'emphysème, ou lorsqu'il y a de l'air entre la surface des poumons et la paroi costale, comme dans le pneumothorax.

Le son mat, qui est aussi le plus important à étudier, aura lieu toutes les fois qu'un corps liquide ou solide pénétrera dans le parenchyme pulmonaire, ou sera interposé entre les poumons et les parois costales, comme les épanchements et les fausses membranes.

La matité dans la pneumonie arrive par degrés ; elle est rarement complète, à moins qu'il n'y ait hépatisation. Celle qui accompagne les tubercules crus est située près de la superficie des poumons, et s'observe le plus souvent à leur sommet.

Dans les épanchements pleurétiques, quelle que soit leur nature, la matité occupera la partie la plus déclive, et sera d'autant plus marquée qu'on l'observera plus inférieurement.

En rapprochant les bruits fournis par ces deux moyens d'investigation, et les comparant entre eux, on arrive, mais seulement par une longue pratique, à diagnostiquer avec sûreté et précision les diverses affections de l'organe respiratoire. Ainsi, dans le catarrhe pulmonaire, le bruit respiratoire peut souvent être supprimé dans une grande étendue, et la percussion, en donnant un son naturel, empêchera de confondre cette affection avec les épanchements et autres maladies qui ont aussi pour caractère la suppression du bruit respiratoire.

CHAPITRE VII

La plupart des auteurs qui ont écrit sur la phthisie
pulmonaire, ont, suivant moi, commis une erreur
capitale, en ne fixant leur attention, pour établir le
diagnostic différentiel, que sur les signes que peuvent fournir la percussion et l'auscultation. Sans
doute, ces signes sont essentiels et importants à connaître, mais ils ne suffisent pas pour juger de la
nature de la maladie soumise à l'examen du médecin.
Ainsi, certaines espèces de catarrhe ou de bronchite
peuvent être facilement confondues avec la phthisie
tuberculeuse à la seconde ou même à la troisième
période. En effet, les mucosités dont les rameaux
dilatés des bronches se remplissent particulièrement
dans le catarrhe, auquel Laennec a donné le nom de
catarrhe pituiteux, simulent quelquefois à s'y mépren-

dre, le bruit de *gargouillement* que l'on entend dans la phthisie pulmonaire, par suite de la fonte des tubercules ramollis. Il est vrai qu'il y a des différences dans l'un et l'autre cas ; mais ces différences sont quelquefois si légères qu'il faut une grande habitude et une oreille très-exercée pour les apercevoir. Ainsi, dans la phthisie, le bruit, en quelque sorte plus profond, présente un timbre pour ainsi dire caverneux ; il semble être produit par un liquide épais, mais non filandreux comme le mucus des bronches ; enfin, il n'offre pas cette succession de bulles plus ou moins grosses, qui semblent venir crever à la surface. Mais ces différences ne sont, pour le répéter, que fugitives, et ne doivent jamais suffire à un médecin consciencieux pour prononcer un jugement définitif.

Afin d'arriver à établir un diagnostic certain et suffisant pour distinguer la maladie qu'on examine de toutes les autres maladies, il faut tenir un compte exact de la réunion *de tous les symptômes*. Voilà le principe fondamental de tout diagnostic différentiel. Il ne faut ajouter qu'une foi médiocre à la prétendue infaillibilité de ces médecins qui, pour faire briller leur savoir, prononcent hardiment, sur l'existence d'un *seul signe*, de la nature d'une maladie. Cette infaillibilité peut, je n'en disconviens pas, être admise dans les sciences naturelles, où un seul caractère suffit quelquefois pour différencier un corps de tous les autres ; mais elle doit recevoir une autre

domination quand il s'agit de la médecine où tous
les phénomènes sont si étroitement liés entre eux
qu'il est impossible de les isoler, sous peine de com-
mettre les erreurs les plus graves.

Quand on possède tous les détails de la sympto-
matologie et de l'étiologie, il est donc facile d'arrêter
le diagnostic différentiel de la phthisie pulmonaire.
Ainsi, pour revenir au catarrhe ou à la bronchite
chronique, que les médecins les plus célèbres, mais
qui n'ont pas fait de ces maladies une étude spéciale,
ont souvent confondu avec la phthisie tuberculeuse,
il ne faut pas s'en tenir seulement aux signes fournis par l'*aconophonie* (1), il faut passer en revue les
causes et les symptômes de la maladie.

Parmi ces causes et ces symptômes, il en est qui
sont communs tout à la fois à la bronchite chronique
et à la phthisie: ceux-là, on ne les fait pas entrer en
ligne de compte; mais il en est d'autres qui caractérisent exclusivement l'une ou l'autre: c'est sur ceux-
là qu'il faut s'appuyer pour arriver à un résultat
certain.

L'hérédité a été mise au nombre des causes qui
peuvent déterminer la phthisie pulmonaire; elle n'a
jamais été signalée parmi les causes du catarrhe.

Les hémorragies pulmonaires; la fièvre hectique,
la chaleur à la plante des pieds et à la paume des

(1) C'est le nom qu'on a donné aux signes réunis de la
percussion et de l'auscultation.

mains ; une douleur fixe dans un point déterminé de la poitrine ; une toux sèche non suivie d'expectoration au début de la maladie ; une conformation particulière de la poitrine et surtout des épaules, déjà remarquée des anciens ; bizarrerie du goût particulièrement pour les acides ; pommettes colorées pendant que le reste de la face est d'un pâle livide ; les symptômes allant en s'aggravant d'une manière régulière et plus prompte, par suite du travail de tuberculisation ; maigreur et émaciation allant en augmentant : tous ces caractères sont essentiellement propres à la phthisie pulmonaire, tandis qu'ils ne s'appliquent point au catarrhe ni à la bronchite chronique.

Tel est le critérium du diagnostic différentiel.

Ce critérium peut aussi s'appliquer à d'autres maladies qu'on serait tenté de confondre avec la phthisie tuberculeuse. Parmi ces maladies, je citerai particulièrement certains cas, très-rares du reste, de chlorose chez les hommes.

A propos de ces cas, que l'on compte dans les annales de la science, je signalerai à l'attention des médecins un fait de la plus haute importance. Dans une occasion récente, j'avais cru reconnaître un cas de chlorose chez un militaire de cinquante ans, quand la marche rapide et insolite de la maladie me fit concevoir quelque doute sur la vraie nature de l'affection. En effet, après un examen minutieux, je constatai l'existence d'une spermatorrhée bien établie,

Ce fait me fait supposer que les cas extrêmement rares de chlorose, qu'on prétend avoir observés chez les hommes, étaient des spermatorrhées qui avaient échappé à un examen superficiel.

CHAPITRE VIII.

Les anciens considéraient la phthisie comme mortelle dans tous les cas.

Les modernes sont divisés d'opinion sur ce sujet: quelques-uns pensent que la phthisie est quelquefois vaincue par les efforts de l'art; tandis que d'autres, tout en admettant qu'elle cède souvent aux forces de la nature, la croient cependant au-dessus des ressources thérapeutiques.

Peut-on se refuser de croire à la guérison possible de la phthisie, surtout de la phthisie accidentelle, lorsqu'il est prouvé, par les observations les plus authentiques, que les organes les plus essentiels, tels que le cerveau, le cœur et les poumons ont pu être atteints impunément par les plus graves lésions?

On a trouvé des balles, des pointes d'instruments perforants, des productions morbides dans le cerveau d'individus qui ont succombé à d'autres maladies, longtemps après ces accidents ; le cœur a été souvent atteint par des instruments, et son tissu a retenu certains corps étrangers, sans que, dans l'un ou l'autre cas, il en soit résulté de graves résultats. Enfin, le poumon a été excisé profondément dans des hernies de cet organe, ou perforé dans des blessures pénétrantes de la poitrine, ou traversé par des balles, sans que la mort des malades s'en soit suivie.

Je suis convaincu, malgré l'opinion de quelques auteurs célèbres, que cette maladie cède souvent à une thérapeutique et à un traitement convenables, que la connaissance exacte des causes originaires de cette affection peut seule faire connaître.

En général, la phthisie pulmonaire est d'autant plus curable qu'elle est plus éloignée de la troisième époque ; mais alors, quoique la désorganisation soit complète, si elle ne s'étend qu'à une partie de l'organe, pourquoi ne se servirait-on pas d'agents médicaux qui puissent, en détergeant les cavernes, en amener la cicatrisation ? Tout le monde sait, qu'à l'ouverture de cadavres d'individus morts d'une autre maladie, on a retrouvé souvent des cavernes complètement cicatrisées ; or, pourquoi la science, dont les progrès sont infinis, n'en arriverait-elle pas à imiter les moyens que la nature emploie, en pareil cas, avec un aussi heureux résultat ?

CHAPITRE IX.

DU TRAITEMENT PRÉSERVATIF OU HYGIÉNIQUE DE LA PHTHISIE PULMONAIRE.

Le traitement préservatif de la phthisie pulmonaire doit être hygiénique et pharmaceutique.

Le traitement hygiénique est d'une importance majeure dans toutes les périodes de la phthisie pulmonaire, puisque sans lui, on ne saurait espérer aucune amélioration des moyens thérapeutiques les mieux combinés. Il devra commencer de bonne heure, quand il s'agira d'arracher un enfant au fléau destructeur de sa famille, puisque la phthisie héréditaire est, de toutes, la plus meurtrière et la plus redoutable.

Ce traitement s'étend à tous les agents hygiéniques dont nous sommes entourés, et dont l'influence est de tous les instants.

Ainsi l'habitation, les vêtements, l'alimentation,

le climat, les professions et les exercices physiques et intellectuels, formeront les principales divisions de ce chapitre.

DE L'HABITATION.

L'influence de l'habitation sur la production de la phthisie pulmonaire ne saurait être contestée.

L'humidité étant d'autant plus funeste aux malheureux phthisiques que, seule, elle suffit pour développer cette terrible affection, je conseillerai aux phthisiques ou à ceux qui y sont prédisposés, d'habiter un logement bien aéré, exposé aux rayons bienfaisants du soleil et à l'abri des vents du nord et nord-ouest ; leur habitation devra être placée sur une montagne de moyenne élévation, ouverte à la lumière ; elle ne devra pas être dominée par des arbres touffus qui pourraient l'intercepter.

Lorsque la phthisie n'est encore qu'au début, à sa période d'incubation, les malades devront quitter immédiatement les grandes villes, les vallées froides et humides, pour s'exposer aux vents libres des montagnes, dont l'action excitante sur les tubercules récents peut en favoriser la résolution. Si, au contraire, la phthisie est arrivée à sa troisième période, un air trop vif activerait les progrès du mal. Il faut, dans ce cas, préférer les climats chauds et secs ; quelques auteurs ont même prétendu que l'habitation des vallées humides et marécageuses était favorable

à cette période, parce qu'ils avaient remarqué que
cette maladie est très-rare dans les pays où les fièvres
intermittentes sont fréquentes :

DE L'ALIMENTATION.

Si l'on se rappelle le rôle que joue la nutrition
dans la production des tubercules pulmonaires, son
influence sur le développement des organes et
l'énergie de leurs fonctions, on concevra facilement
l'immense importance qu'elle doit avoir dans le traitement des affections tuberculeuses.

Les médecins du jour conseillent généralement
une alimentation végétale, modérément nutritive, de
facile digestion, la diète lactée, et quelquefois même
la diète absolue. Je ne sais sur quelles données ils
s'appuient, pour faire à leurs malades de pareilles
prescriptions ; mais voici sur quoi je me fonde pour
croire ces prescriptions contraires : l'alimentation
végétale rend sur les animaux herbivores la phthisie
très-fréquente ; elle entretient les organes dans un
état de faiblesse qui est très-favorable au developpe-
ment des tubercules ; elle fait prédominer la partie
sérieuse du sang, qui s'exhale d'autant plus facilement qu'elle est plus abondante ; enfin, la saine
observation a fait proscrire l'alimentation végétale
chez les scrofuleux, qui deviennent si souvent phthisiques, parce que le développement de cette cruelle

affection est dû, généralement, à une nourriture insuffisante ou mauvaise.

Les substances animales sont plus nutritives que les substances végétales ; elles contiennent, sous un petit volume, une plus grande quantité d'éléments nutritifs propres à réparer les pertes continuelles de l'économie ; aussi le conduit digestif du carnivore est-il moins long que celui des herbivores, qui ont besoin de faire subir aux substances végétales une longue élaboration.

Les aliments tirés du règne animal diffèrent entre eux, soit par l'âge, soit par l'espèce des individus.

La chair des herbivores est généralement préférée à celle des carnivores, bien que cette dernière ne soit ni moins agréable ni moins nutritive. Après les mammifères, viennent les oiseaux, et ensuite les poissons, qui nous offrent une substance moins riche et des éléments moins réparateurs.

La bonne santé dont jouissent les bouchers, les équarisseurs et, en général, tous ceux qui vivent au milieu des matières animales, la rareté de la phthisie chez ces individus, me détermineraient à conseiller l'air des boucheries. La nutrition se faisant aussi par la surface interne du poumon, les molécules animales qui se trouvent dans l'air sont en quelque sorte digérées par cet organe comme par l'estomac. Ce moyen, employé en même temps qu'une nourriture tirée du règne animal, est bien propre à faire prédo-

miner le système sanguin et à faire diminuer conséquemment les chances de tubercules.

Les substances végétales, quoique nutritives à un
dégré bien inférieur, le sont d'autant plus qu'elles
renferment plus d'azote, d'albumine et de fécule. Les
végétaux les plus nutritifs sont les graines des céréales,
des légumineuses, et quelques plantes bulbeuses.
Leurs préparations seront utilement associées aux
substances animales pour fortifier les sujets épuisés.

Ces considérations amènent naturellement à conclure que le régime végétal est moins favorable aux
phthisiques que le régime animal. La chair des animaux doit donc former la base de leur alimentation,
car il importe surtout chez eux de faire prédominer
la fibrine et les globules sanguins sur l'eau et la
lymphe.

L'homme de l'art devra, avant tout, prendre en
considération l'état de l'estomac, sa faiblesse ou sa
susceptibilité; car il arrive souvent qu'il s'oppose au
succès d'une alimentation fortifiante, et que ce n'est
qu'après l'avoir mis en état de la supporter, qu'on
peut y avoir recours.

DES VÊTEMENTS.

Les vêtements sont pour tous un objet de première
nécessité; leur but est de soustraire le corps à l'influence du froid et des variations de la température.

Les vêtements ne doivent être ni trop larges, ni trop étroits ; trop larges, ils ne maintiennent pas le corps et peuvent lui laisser prendre des attitudes vicieuses ; trop étroits, ou trop serrés, comme les corsets, chez les personnes qui en font usage, ils gênent la respiration, la circulation et la digestion elle-même, et peuvent favoriser le développement des tubercules. Ils sont surtout nuisibles à l'âge où le corps prend son accroissement, car ils empêchent le développement de la poitrine et favorisent des congestions toujours dangereuses.

Les vêtements sont surtout essentiels pour entretenir la chaleur du corps, le mettre à l'abri des effets funestes des variations brusques de la température, et pour entretenir les fonctions cutanées. S'il est utile de se couvrir pour se soustraire à l'influence des agents extérieurs, il ne faut pas non plus, surtout chez l'enfant, exciter par des couvertures trop épaisses une abondante sueur, qui, en amollissant sa peau, peut le rendre sensible au moindre refroidissement, et le disposer à une foule de maladies. Ainsi, en proscrivant l'usage du maillot, on laissera l'enfant libre de ses mouvements, et on ne craindra pas de l'exposer fréquemment à l'air : ce n'est pas tant le froid qu'il faut redouter, qu'un refroidissement subit au moment où la peau est ouverte à la transpiration, car un grand nombre de graves affections ne reconnaissent pas d'autres causes.

Les vêtements doivent varier selon le climat et la température des saisons. Dans les pays et les saisons où la température est très-élevée et uniforme, on doit, afin de favoriser la libre circulation de l'air, porter des vêtements très-larges de toile ou de coton; mais si les changements sont fréquents, si des vents froids et humides succèdent tout à coup à une grande chaleur, il faut alors adopter les tissus de laine, qui s'opposent à la déperdition de notre chaleur propre, et n'absorbent pas celle du dehors, parce qu'ils sont mauvais conducteurs du calorique.

Les vêtements doivent alors être plus étroits, afin de ne pas livrer passage à un air froid et glacé.

Les personnes atteintes de phthisie, ou celles qui y sont prédisposées, doivent se couvrir de flanelle de la tête aux pieds et, dans toutes les saisons, changer de vêtements aussitôt que ceux qu'elles portent seront mouillés par la sueur de la transpiration. Elles doivent éviter avec le plus grand soin, le froid et l'humidité, surtout des pieds, et ne se découvrir que lorsque la chaleur est définitivement fixée, et qu'elles n'auront plus à redouter les perturbations atmosphériques.

DES CLIMATS.

Le climat le plus favorable aux phthisiques est celui où la température est la plus uniforme, où le

thermomètre subit le moins de variations : la phthisie
se développe en raison directe de l'abaissement de la
température, et en raison inverse de son élévation ;
mais sa fréquence est plus en proportion de ses variations brusques ou irrégulières qu'en proportion
de son degré. Si le malade se trouvait dans un lieu
où la température est basse, où le froid et l'humidité,
en s'opposant à l'évaporation de la transpiration cutanée, déterminent des congestions vers les organes
intérieurs, il serait indispensable de le faire changer
de climat. On conseille généralement celui de l'Italie;
mais il y a certaines contrées de ce pays, telles que
Gênes et Naples, qui, malgré leur réputation, sont
préjudiciables aux phthisiques, à cause des variations de la température. Le climat de Rome, par sa
température égale et uniforme, leur est plus favorable ; ils peuvent y passer l'hiver avec beaucoup
d'avantage.

Le séjour de l'île de Madère a une grande influence
sur la santé des personnes menacées de tubercules
pulmonaires; pendant l'été, la chaleur y est moins
élevée qu'en Italie, et, pendant l'hiver, la température y est beaucoup moins froide et surtout moins
variable.

Le tableau suivant fixera l'opinion sur l'influence
du séjour de cette île dans la phthisie commençante :

Malades envoyés à l'île de Madère.

Nombre de cas de phthisie commençante, 70.

Individus soulagés à leur départ de l'île, et dont on a eu ultérieurement de bonnes nouvelles. 52

Individus soulagés, mais perdus de vue, 10

Individus morts depuis. 8

Total égal. . 70

Ce résultat suffit pour prouver tout le parti qu'on peut tirer de l'habitation de certains pays chauds dans les phthisies commençantes. Tout le monde sait, du reste, qu'en France même la marche de la phthisie est suspendue, en quelque sorte, pendant les chaleurs de l'été.

Quant à l'air le plus convenable dans le cours des deux premières périodes de cette maladie, et à son début, c'est celui qui remplit les deux conditions de sec et de chaud, parce qu'il peut se charger facilement des vapeurs qui s'exhalent de la surface muqueuse pulmonaire, et qu'il facilite l'accomplissement des fonctions de la peau. On a donné tour à tour la préférence à l'air des bois et des montagnes. Laennec a vanté l'air des bords de la mer, mais on n'a pas obtenu de bons effets de ce dernier à cause de sa température beaucoup trop basse, de l'humidité qu'il contient nécessairement, et de la fréquence des vents froids de la mer.

L'expérience a prouvé que le changement de lieu, le déplacement, les changements de climats, sont très-avantageux dans les maladies chroniques. Les voyages, dit le docteur Fournet, seront d'autant plus avantageux, que la maladie (phthisie pulmonaire) sera à une époque plus rapprochée de son début.

Indépendamment de la considération de l'époque du changement de climat, les voyages, considérés d'une manière générale, ont de grands avantages pour les personnes menacées de phthisie ou atteintes au premier degré de cette affection; ils font une heureuse diversion dans la vie morale et physique, le changement fréquent de sensation ranime à chaque moment et aiguillonne les fonctions du système nerveux; attirée à l'extérieur par la variété des objets qui se succèdent, la réflexion se déploie sur ces objets, elle prend leur teinte gaie, leur caractère mobile; la sensibilité du malade renaît aux douceurs de la vie, une salutaire activité se répand dans tout son être, chaque fonction prend sa part de cette heureuse stimulation; l'estomac est moins difficile sur le choix des aliments, l'assimilation est plus complète et plus facile; les organes respiratoires supportent un air plus pur et plus varié dans sa température; la respiration semble se faire mieux, la circulation s'active par l'exercice; la légère fatigue du jour rend plus profond le sommeil de la nuit.

Mais les voyages ne doivent être entrepris que dans la saison d'été, au moins dans nos climats, et on ne doit pas oublier qu'ils ne peuvent être salutaires qu'à la condition de s'entourer de tous les soins d'hygiène que j'indique dans les chapitres qui précèdent . Malheureusement il n'y a que les personnes riches qui puissent user de ce moyen.

L'observation et l'expérience mettent à peu près au même rang d'utilité les voyages par terre et par mer; M. le docteur Dujat a insisté sur les avantages de la navigation, dans le cas qui nous occupe.

La plupart des auteurs modernes ont cité à l'envi les beaux résultats qu'a donnés la navigation dans la phthisie pulmonaire. M. Dubled , médecin, cite l'exemple d'un ouvrier atteint d'une phthisie avancée, qui n'a dû son salut qu'à une navigation de plusieurs années; M. le docteur Foville s'est guéri d'une maladie grave de la poitrine, par un voyage qu'il a entrepris sur le vaisseau commandé par M. le prince de Joinville. D'après mes conseils, M. le marquis de G..., phthisique au premier degré, se décida à entreprendre un voyage sur mer. Il partit pour la Guadeloupe, au mois de mai 1843; son état s'améliora dès le premier jour de son embarquement; il reprit des forces et de l'embonpoint, tous les symptômes de la maladie disparurent, et, depuis son retour, sa santé s'est toujours maintenue dans un état à peu près parfait.

Enfin, le séjour dans les climats chauds, l'exercice et les voyages, tant sur terre que sur mer, ont toujours procuré d'heureux résultats dans la première période de la phthisie, ou quand il n'y avait encore que prédisposition; et leur action a puissamment favorisé le traitement dans une période plus avancée de cette terrible maladie.

DES PROFESSIONS.

Si l'inaction est nuisible à l'homme, si l'existence sédentaire est une cause permanente de maladie; s'il faut nécessairement lui donner, dans toutes les conditions où il se trouve placé, les moyens d'exercer ses membres et ses facultés, l'excès des travaux physiques et intellectuels peut aussi amener une foule d'affections graves, et concourir au développement de la phthisie pulmonaire.

Il en est de même de certaines professions qui fatiguent la poitrine, soit par la pression qu'on est forcé d'exercer sur elle comme dans le travail des bureaux; chez le tourneur et le lapidaire, soit par la poussière minérale, végétale ou animale, que respirent presque continuellement le tailleur de pierres, le maçon, le menuisier, les cardeurs de laine, les brossiers; aussi ces diverses professions fournissent-elles un grand nombre de phthisiques peut-être; parait-il possible, en faisant porter des masques à ceux qui sont forcés de respirer un air chargé de molécules étrangères, ou en assainissant et renouvelant souvent l'air des ateliers de diminuer les ravages de cette affection parmi les classes laborieuses?

Ceux qui sont prédisposés à la phthisie par hérédité, doivent fuir le séjour meurtrier des grandes villes, habiter la campagne et s'occuper des travaux champêtres ; le pauvre se fera marin, car l'utilité des voyages sur mer, soit pour prévenir le développement des tubercules, soit pour en faciliter la résorption, et maintenant incontestable d'après les nombreuses expériences que j'ai faites, et celles de plusieurs de mes confrères.

En un mot, les professions ne devront pas retenir les individus trop longtemps renfermés dans les habitations ; ils devront prendre l'air à des heures données, et faire le plus souvent possible des promenades à la campagne.

TRAITEMENTS PHARMACEUTIQUES.

Le traitement pharmaceutique, chez les sujets prédisposés à la phthisie pulmonaire, a pour but de modifier la constitution tuberculeuse.

L'élément qui donne lieu au développement des tubercules existant dans le sang, il ne faut pas seulement que la médication employée s'oppose à ses effets consécutifs, il faut encore qu'elle s'attaque à son principe morbide et cherche à le faire disparaître.

Tout en employant les moyens hygiéniques développés plus haut, je soumets les sujets à l'usage de la mixture dissolvante au premier degré ; cette mixture agit sur le système sanguin, le purifie, détruit la matière destinée à former les tubercules, et prévient son dépôt ultérieur dans les organes pulmonaires.

Pour en activer l'action, je fais placer sur la poitrine un plastron électro-chimique qui, en développant des courants doux et continus, active la circulation du sang, tend, par son action dirivative, à désobstruer les poumons et à calmer l'irritation de cet organe.

Un laxatif doux et léger, répété tous les huit jours, tout en entretenant la liberté du ventre, rend aussi les digestions plus faciles et l'absorption nutritive plus complète.

Tels sont les moyens que j'oppose avec un succès constant à l'invasion de la phthisie, chez les personnes qui y sont prédisposées.

Afin de me rendre plus clair et de mettre à la portée de tous mes lecteurs mon traitement, voici quels sont les moyens préservatifs que j'emploie contre la phthisie à l'état latent, chez les sujets qui sont prédisposés à cette terrible affection :

Je leur conseille : 1º de prendre quatre à cinq cuillerées à café, tous les jours, le matin, dans la journée et le soir, de la mixture dissolvante, et d'en continuer l'usage pendant deux ou trois mois, selon la force du sujet, sa constitution et son tempérament.

2° Ils prendront, tous les huit jours, trente-un grammes vingt-cinq centigrammes de manne en larmes, qu'ils feront fondre au bain-marie, dans une tasse de lait coupé avec moitié d'eau; ils boiront d'un seul trait cette solution, et, de temps en temps, quelques tasses de bouillon de veau, ou aux herbes pour en favoriser l'effet purgatif.

3° Leur nourriture sera succulente et presque entièrement composée de potages gras, au vermicelle, au tapioca; de viandes rouges rôties; de fruits bien mûrs, fondants et mucilagineux, tels que les fraises, les framboises, les pêches au vin sucré; ils boiront à leurs repas du vin vieux de Bordeaux pur ou coupé avec de l'eau de Selz gazeuse.

4° Ils s'abtiendront de café, de thé, de liqueurs et d'eau-de-vie; ils ne mangeront jamais de fruits verts, ni salades, ni légumes venteux, tels que pois, fèves et haricots.

5° Ils prendront tous les jours de l'exercice en plein air et à la campagne; la chasse, l'équitation leur sont très-favorables.

6° Ils habiteront un appartement exposé au midi et presque constamment sous l'influence des rayons bienfaisants du soleil.

7° Ils porteront des caleçons, des gilets de flanelle

d'Angleterre ; ils [seront toujours parfaitement couverts, évitant toutes les transitions brusques du chaud
au froid *et vice versâ;* ils changeront de vêtements
toutes les fois que ceux qu'ils porteront seront mouillés par la pluie ou par la sueur ; l'usage des sabots
et des chaussons fourrés pourra leur être très-utile,
en prévenant le froid des pieds et les rhumes qui
sont la conséquence fréquente du refroidissement de
ces parties.

8º Ils voyageront, si c'est possible, autant qu'ils
le pourront, et ne devront pas hésiter à changer de
profession, si celle qu'ils exercent est une de celles
qui produisent l'affection qui nous occupe ou qui y
prédisposent.

9º Enfin, ils éviteront tous les excès dont j'ai donné
les détails dans l'article des causes de cette maladie.

CHAPITRE X.

DU TRAITEMENT CURATIF DE LA PHTHISIE PULMONAIRE.

Les moyens curatifs différant beaucoup, suivant leur manière d'agir, doivent être, pour cette raison, différenciés entre eux : ceux qui n'ont qu'une action éloignée sur les poumons, et ceux qui ont une action directe sur cet organe.

J'appellerai les premiers moyens indirects, et les seconds moyens directs.

Les moyens indirects consistent dans les saignées, les révulsifs, les dérivatifs et le régime.

Les saignées, préconisées par tant de médecins dans la phthisie pulmonaire, non-seulement sont inutiles, mais encore elles sont dangereuses : la faiblesse, qui accompagne toujours cette affection, est augmentée par la soustraction de l'élément réparateur, et la position du malade est toujours rendue plus fâcheuse.

Les révulsifs et les dérivatifs, au contraire, peuvent rendre de grands services et favoriser la médication principale. Je me sers avec un avantage marqué, dans certaines circonstances, de sinapismes, de pédiluves et de manuluves sinapisés; d'emplâtres révulsifs qui stimulent la peau sans l'irriter; ces emplâtres s'appliquent sur l'endroit le plus douloureux. Ce sont les mêmes qu'emploient les médecins les plus célèbres, mais j'en ai modifié la formule, en y ajoutant des substances calmantes, telles que la belladone, la digitale, et je préviens par là les souffrances trop vives qu'ils pourraient occasionner chez les malheureux malades.

Je prescris aussi sur la peau des frictions sèches et aromatiques, afin de faciliter ses fonctions, et par des purgatifs doux et répétés, j'opère sur les intestins une révulsion légère et toujours utile. Si j'emploie les révulsifs légers, je ne me sers jamais de ces moyens barbares, qu'on appelle cautères, sétons, moxas, dont les malades sont si souvent les martyrs: quels effets veut-on qu'ils produisent même sur les parois de la poitrine, surtout alors que la désorganisation du poumon est avancée?

Le régime se compose de l'alimentation, de l'habitation, de la température, de l'air qui doit être respiré, et des habitudes des malades; je ne reviendrai pas sur ces moyens, les ayant suffisamment développés dans le chapitre précédent.

Les moyens directs, peu employés en comparaison des autres, sont les seuls sur lesquels on puisse compter pour la guérison radicale de la phthisie.

Ces moyens comprennent les qualités que l'on peut donner soit à l'air atmosphérique, soit à tous les corps, à l'état de vapeur, susceptibles d'agir sur les poumons dans l'inspiration, et tous les agents thérapeutiques qui y sont portés par l'intermédiaire du sang.

Les qualités de l'air peuvent être variées à l'infini par le dégagement des vapeurs, celles dont j'ai obtenu le plus de succès ce sont des vapeurs résineuses balsamiques, que je fais dégager dans la chambre du malade, en projetant sur des charbons ardents, trois ou quatre fois dans la journée, une pincée d'une poudre fumigatoire composée de benjoin, de baume de Tolu, et d'autres substances résineuses et aromatiques. Les bons effets que j'obtiens journellement de l'emploi intérieur des substances résineuses, comme résolutives, me font recommander l'usage de leurs vapeurs pour favoriser l'absorption des tubercules. Afin d'arriver à ce résultat, on a aussi conseillé les vapeurs éthérées, sulfureuses, l'air des étables, des mines de charbon de terre, de respirer certains gaz, tels que l'oxigène, l'hydrogène, l'acide carbonique, le chlore. Parmi ces substances, les vapeurs éthérées et sulfureuses m'ont paru avantageuses, dans quelques cas; l'air des étables, par l'ammoniaque qui s'y dégage, peut encore produire quelquefois de bons effets. Quant à l'hydrogène, à l'acide carbonique, de quelle manière pourraient-ils être utiles ? Est-ce qu'ils favoriseraient l'acte de l'hématose ? Je ne le pense pas et je n'ai pas même voulu les essayer ; car je regarde l'air des mines de charbon, où ces deux gaz se dégagent en assez grande quantité, comme très-malfaisant, à en juger par le grand nombre de phthisiques qu'on voit parmi les mineurs, ce qui tient probablement aussi à l'obscurité, à la température froide et à l'humidité qui sont inséparables de leurs travaux.

Le chlore qu'on a tant prôné, il y a quelques années, comme le remède par excellence de la phthisie, a été longtemps l'objet de mes recherches. Voici les résultats qu'il m'a donnés : je l'ai vu provoquer chez les individus qui le respiraient, de la toux, des crachements de sang, quand ce gaz était impur et à l'état sec, tel enfin qu'il se dégage dans les laboratoires de chimie ; mais je puis assurer que, parfaitement pur et mêlé à une grande quantité de vapeurs aqueuses, il n'a plus cette action délétère, il facilite au contraire, quelquefois, et dans certaines conditions données, le jeu des organes respiratoires, qu'il ramène à leur rhythme normal. Ce moyen, comme on le voit, peut encore être utile, et j'y ai recours moi-même, dans des cas de dyspnée nerveuse, avec beaucoup d'avantages.

La grande analogie qui existe entre les tubercules pulmonaires et les indurations scrofuleuses,
m'ont fait tenter les préparations iodurées dans la
phthisie.

Voici la forme sous laquelle j'administre ces
moyens : je dégage dans la chambre du malade des
vapeurs d'iode en faisant chauffer, pendant un quart
d'heure, ce corps dans une fiole à large ouverture ;
je repète trois ou quatre fois par jour ce dégagement
de vapeurs, et j'en augmente graduellement la quantité. Je prescris aussi les inspirations d'une solution
d'hydriotate de potasse ; les molécules de ce sel, en-
traînées avec l'air, jusque sur la membrane muqueuse
pulmonaire, y produisent quelquefois l'effet qu'elles
exercent à travers les téguments, sur les tumeurs
strumeuses et les goîtres.

Les moyens qui agissent sur les tubercules, par
l'intermédiaire du sang, sont encore ignorés de la
plupart des médecins ; on a tour-à-tour employé
pour arriver à ce résultat, et l'émétique, si vanté par
Stoll, Lanthois, etc., et la digitale dont les Anglais
ont été les plus grands partisans. Ces deux médicaments énergiques sont très-utiles, quand il s'agit de
modérer la circulation du sang, de faciliter la respiration et de faire reposer les organes pulmonaires ;
ils deviennent dangereux dans les dernières périodes
de la maladie, ou quand ils ne sont pas administrés
par un médecin habile.

La chimie ne nous a-t-elle pas découvert des substances qui ont une action dissolvante? Pourquoi dès
lors ne pas demander à ces agents thérapeutiques des
propriétés inhérentes à leur nature? Je rends justice
aux louables intentions de quelques médecins qui
ont cherché à marcher dans cette voie du progrès, et
qui ont, en quelque sorte, indiqué le but à leurs suc-
cesseurs; ils avaient vu, comme moi, que les tubercules n'étaient dûs qu'à un principe morbide que le
sang dépose dans les poumons, ils avaient compris
que c'était sur ce principe surtout que devaient être
dirigés les agents thérapeutiques : mais ils n'ont pas
poussé plus loin leurs investigations. Il existe cependant une substance capable de neutraliser ce virus
primitif; la nature ne nous a point envoyé un fléau
aussi destructeur, sans mettre à notre portée le
moyen de prévenir ses ravages; ce médicament fait
la base de notre mixture dissolvante, dont nous
avons formé trois degrés pour qu'elle pût être appliquée avec succès, aux trois époques de la maladie.

La mixture dissolvante, au premier degré, détruit
le vice tuberculeux et prévient la formation des tubercules; la mixture, aux second et troisième degrés,
dissout les tubercules dans les poumons, et, en
purifiant le sang, elle s'oppose à la formation de
nouveaux tubercules; chose bien essentielle, car cette
formation incessante, tant que la matière primitive
existe dans le sang, est une des causes principales
de la gravité de cette maladie.

Je fais prendre la mixture aux premier, second ou troisième degrés, selon le tempérament du malade et la période de la maladie, par cuillerée à café; savoir : trois le premier jour, le matin à jeun; je fais mettre une demi-heure d'intervalle entre chaque cuillerée et j'augmente d'une cuillerée tous les jours jusqu'à ce qu'on soit arrivé à en prendre de six à huit par vingt-quatre heures.

Cette mixture dissolvante ainsi employée m'a procuré et me procure tous les jours des guérisons inespérées dans des cas où tous les autres moyens connus avaient complètement échoué.

J'ai eu quelquefois recours à une solution de protoiodure de fer, à la dose de quinze gouttes dans une potion gommeuse; j'en ai obtenu quelquefois de bons résultats, à cause de ses propriétés toniques et astringentes.

J'emploie également une gelée à l'huile de foie de morue et au fucus crispus, j'en ai constaté souvent les bons effets dans le cas de phthisie scrofuleuse ou compliquée de rachitisme.

Enfin j'ai eu à me louer quelquefois de l'emploi des pilules suivantes :

P. Tartre d'antimoine et de potasse, 5 centigrammes ;
Extrait d'opium, 20 —
Extrait alcoolique de digitale, 1 gramme.
Extrait de belladone, 40 centigrammes.
Gomme arabique. 1 gramme.

Faites selon l'art une masse, que vous diviserez en trente pilules.

Je fais prendre une de ces pilules pendant les deux premiers jours, deux pendant les jours suivants, et j'augmente ainsi tous les deux jours d'une pilule, jusqu'à ce qu'on soit parvenu à en prendre cinq en vingt-quatre heures; savoir : deux le matin à jeun, une vers le milieu du jour, et deux le soir en se couchant.

Je joins à ces moyens l'usage des tisanes amères et toniques de quinquina, de gentiane, de petite centaurée coupée avec du lait, ou les sucs de cresson et de chicorée, selon les espèces de phthisie; une nourriture presque exclusivement animale, viandes rouges rôties, la gelée de lichen et le vin de Bordeaux. Mais le moyen dont j'obtiens le plus de succès, dans les deux premières périodes de la phthisie, c'est l'usage longtemps continué de la mixture dissolvante, que je fais prendre indistinctement à tous mes malades.

Tel est mon traitement général, sauf les modifications toujours nécessitées par le tempérament du malade, par la cause primitive de l'affection, et l'époque plus ou moins avancée de la maladie.

Je répèterai ici que ma méthode ne consiste pas seulement dans l'emploi de la mixture dissolvante de mon appareil électro-chimique et des autres médicaments indiqués dans le cours de cet ouvrage, mais dans un ensemble de moyens généraux et locaux qui varient suivant les causes spéciales qui ont amené la phthisie.

Ce traitement comme on le voit est général et local.

Dans le traitement général, je prescris toujours la liqueur dissolvante, dans le but de régénérer le sang et de faire disparaître l'élément morbide, cause première de la maladie; et dans le traitement local je varie les médicaments suivant les circonstances et je les dirige contre les effets et les symptômes produits par le virus localisé.

Voici les moyens que j'oppose à quelques symptômes dont l'intensité aggrave l'affection principale et entrave les effets des moyens curatifs.

Pour calmer la toux, je me sers souvent, soit des pilules balsamiques de Morton que j'ai modifiées, soit de l'acide cyanhydrique officinal, à la dose de dix à quinze gouttes dans une potion de 200 grammes.

Quand ces moyens sont impuissants, je les remplace par les pilules suivantes :

P. Beurre de cacao,	1 gramme ;
Extrait de jusquiame,	1 décigramme ;
Extrait de belladone,	1 —
Hydrochlorate de morphine,	5 centigrammes.

Faites 15 pilules ; on en prend jusqu'à trois dans la soirée, en mettant une demi-heure d'intervalle entre la prise de chaque pilule.

Ces pilules m'ont toujours réussi, et j'en recommande l'emploi à mes confrères, toutes les fois qu'ils auront à combattre l'insomnie, l'oppression et une toux opiniâtre.

S'il survient, dans le cours du traitement, une hémopthysie ou crachement de sang plus ou moins abondant qui effraie le malade, je lui fais prendre tous les jours, deux des bols suivants :

P. Extrait de ratanhia, 5 grammes ;
Extrait thébaïque, 5 centigrammes.
Divisez en dix bols égaux.

Une alimentation froide, quand elle n'est pas contre-indiquée par la saison ou par le goût du malade, favorisera l'effet de ces bols. J'y joins aussi, selon les cas, l'emploi de révulsifs légers, tels que les bains sinapisés, des vésicatoires camphrés, des emplâtres révulsives.

Pour modérer les sueurs, je me suis servi d'abord, à l'instar de la plupart des médecins, de l'acétate de plomb. Je l'ai donné en pilules jusqu'à la dose d'un gramme, à laquelle je suis arrivé graduellement, mais ce médicament a presque toujours été sans résultat. Celui qui m'a réussi quelquefois est le sulfate de quinine dans un quart de lavement, à la dose de 50 centigrammes ; je prescris, en même temps, des frictions astringentes et toniques faites avec du vin aromatique. Mais, depuis quelques années, j'emploie avec un succès constant une poudre antiphthisique, qui modère d'abord les sueurs, les arrête souvent, procure aux malades un soulagement qu'on chercherait en vain par tous les autres moyens médicaux.

Contre la diarrhée, j'ai recours au traitement albumineux suivant : je fais prendre, trois fois par jour, un demi-lavement d'eau de son, dans laquelle on fait battre trois blancs d'œufs ; je remplace la tisane par le saccharum suivant :

P. Infusion d'hysope,   1 kilogramme ;
Blancs d'œufs bien frais, N° 6 ;
Battez avec soin, passez et ajoutez :
   Sirop de gomme,   96 grammes ;
   Sirop de digitale,   15   —
   Eau de fleur d'oranger,   58   —

A boire dans la journée par petites tasses rapprochées. Les enfants prendront la moitié de cette dose.

Si, malgré ce traitement, la diarrhée devient colliquative, je fais prendre des lavements laudanisés, toniques et astringents ; car bien que les malades arrivés à ce point, soient dans le danger le plus imminent, le médecin ne doit pas rester impassible spectateur des souffrances du malade, et, sans craindre d'abuser de sa confiance, il peut, avec une instruction riche et variée, des connaissances thérapeutiques approfondies, s'il a surtout l'habitude de soigner les malheureux phthisiques, il peut, dis-je, soutenir leur courage et leur apporter, sinon la guérison, du moins un calme bienfaisant.

Dans les cas graves et désespérés, je leur fais prendre quelques légers cordiaux, tels que l'eau de mélisse avec quelques gouttes de laudanum de Sydenham, et une quantité égale d'extrait de quinquina de 50 à 60 centigrammes, si toutefois les malades peuvent la digérer. La gelée de lichen d'Islande, prise par cuillerées à café, m'est souvent d'un grand secours. Par ces moyens, je soutiens les forces des malades, je calme leurs souffrances, et je prolonge leur existence ; enfin, j'use de toutes les ressources de mon art, afin d'éloigner le plus longtemps possible le moment de la rupture de ce fil par lequel ils semblent encore attachés à la vie.

Avant de terminer ce qui concerne la phthisie pulmonaire, je dois, dans l'intérêt de l'humanité, avouer que je n'ai jamais tiré aucun avantage des cautères et des sétons, et que je me suis au contraire toujours bien trouvé de les avoir supprimés, toutes les fois que j'en ai rencontré chez les malades auxquels j'ai été appelé à donner des soins.

Les formules de la mixture dissolvante et de la poudre fumigatoire ont été soumises à l'Académie royale de Médecine, et approuvées par les sommités de la science.

Cette mixture est le résultat d'une combinaison de plusieurs substances employées depuis longtemps avec succès, dans les maladies de poitrine. La préparation en étant délicate et difficile, je l'ai confiée à plusieurs pharmaciens habiles et consciencieux de la capitale, qui se font un devoir, dans l'intérêt de la science et de l'humanité, de l'indiquer aux médecins qui en font la demande, et de leur donner à cet égard les détails les plus précis.

Des médecins distingués de Paris et de la province ont fait un heureux essai de ces médicaments, et, chaque jour, je reçois de nombreuses lettres qui m'annoncent des guérisons inespérées obtenues par leur emploi.

N'est-il pas à désirer que les médecins s'écartent enfin des routes battues, quand il s'agit d'une maladie aussi difficile à guérir que la phthisie pulmonaire, et qu'ils s'empressent de suivre l'exemple de ceux de leurs confrères qui, moins assujettis à la routine, cherchent et obtiennent, avec une autre méthode que celle qui est aveuglément suivie des succès qu'on n'est heureux de constater que parce que l'humanité en profite?

CHAPITRE XI

DE L'ACTION DES ALIMENTS, DES LOCALITÉS, DES CONDITIONS HYGIÉNIQUES, ETC., DANS LE TRAITEMENT DES MALADIES CHRONIQUES ET PRINCIPALEMENT DES MALADIES DE POITRINE.

Acides.

Les acides, tant minéraux qu'organiques, exercent en général une action émaciante sur toutes les parties de l'économie. C'est ce qui en a fait recommander l'emploi pour combattre ou arrêter les progrès de l'obésité. C'est pour cette même raison qu'ils ne conviennent pas dans les maladies de poitrine, qui, par elles-mêmes, ont une tendance marquée à faire maigrir le corps. Indépendamment de cette action, ils ajoutent encore à l'irritation des voies aériennes, qui ne manque jamais dans les affections de poitrine tant anciennes que récentes.

L'action des acides dépend du degré de dilitation
et de la nature de chacun d'eux. Ainsi, les acides
minéraux, à proportion égale, sont bien plus
énergiques que les acides végétaux. La plupart des
premiers, tels que l'acide sulfurique, l'acide nitrique
et l'acide chlorhydrique, sont de véritables poisons
corrosifs. On affaiblit leur puissance, en les étendant
d'une grande quantité d'eau. C'est ainsi que l'acide
sulfurique, qui, à l'état concentré, brûle la peau
comme il charbonne le bois, sert, mêlé d'une quantité d'eau, à faire une excellente limonade, qu'on
prescrit avec avantage dans certaines maladies, telles
que la colique saturnine, etc. L'acide citrique, étant
du suc de citron concrété et cristallisé, est employé
dans la préparation de la limonade ordinaire, qu'on
rend gazeuse par l'absorption de l'acide carbonique.
Dans ce cas, on substitue communément à l'acide
citrique l'acide tartrique, moins cher que le premier;
et, pour obtenir un dégagement de gaz acide carbonique, on se sert d'un bi-carbonate alcalin, tel que le
bi-carbonate de soude ou de potasse.

D'autres acides, tel que l'acide arsénieux, l'acide
prussique, sont des poisons énergiques, à très-petites
doses, dont nous n'avons pas à nous occuper ici.

Il importe de signaler ici deux acides qu'on rencontre fréquemment dans l'art culinaire; ce sont
l'acide acétique et l'acide oxalique. L'un existe dans
le vinaigre, et l'autre dans l'oseille. On pourrait y

ajouter encore l'acide malique qui se trouve dans les pommes , les poires et dans la plupart des fruits de la famille des rosacées. Une précaution hygiénique qu'il ne faut jamais oublier , c'est d'éviter le contact de ces acides ou des substances qui les renferment avec des ustensiles de cuivre. Car l'acétate, l'oxalate, et le malate de cuivre, qui résultent de l'action chimique de ces acides sur le cuivre, sont des poisons dangereux. Ils peuvent expliquer les envies de vomir qu'on éprouve quelquefois après avoir mangé de la salade, de l'oseille ou des pommes conservées dans des plats de cuivre mal étamés.

Air.

C'est cet océan d'air dans lequel sont appelés à vivre tous les êtres à respiration pulmonaire, tandis que les animaux à respiration bronchique vivent exclusivement dans l'océan liquide. La pureté de l'air est variable comme celle de l'eau. L'air n'a pas, dans toutes les localités, un mélange exact de 21 à 22 parties d'oxygène, de 79 parties d'azote et de 4/1000 de gaz carbonique. Ainsi, dans une prison, dans un amphithéâtre, dans une salle de spectacle, enfin dans tous les lieux où se trouve une grande agglomération d'hommes, la proportion d'oxygène diminue sensiblement à mesure que celle de l'acide carbonique augmente. Or, comme l'oxygène est le gaz respirable, tandis que l'acide carbonique et l'azote sont des gaz asphyxiants , ces lieux peuvent devenir de véritables lieux d'infection , dangereux surtout pour les malades et les convalescents.

Il existe aussi dans l'air une certaine quantité de vapeur d'eau qui ne devient visible que lorsqu'elle se condense sous forme de brouillard ou de rosée. Cette vapeur aqueuse invisible varie de proportion suivant les localités. Sur les bords de la mer , des rivières, dans le voisinage des grandes nappes d'eau, dans les plaines, dans les vallées, etc., elle est généralement plus considérable que dans les terres et dans les endroits élevés, sur les montagnes.

La vapeur aqueuse suspendue sur l'eau a une action marquée sur l'accomplissement de certains phénomènes physiologiques, tels que la respiration, la transpiration sensible et insensible.

Mais, indépendamment des matières que nous venons d'indiquer, il existe dans l'air des quantités extrêmement variables de molécules organiques, débris de végétaux ou d'animaux. On n'a pas , suivant moi, suffisamment étudié le rôle que ces corpuscules doivent jouer dans la conservation de la santé et dans la production des maladies, surtout de celles qui se propagent par voie d'infection ou de contagion. D'abord, il est impossible d'en nier la présence , même dans l'air qui paraît parfaitement pur. Nous possédons, à cet égard, un des réactifs les plus sensibles, c'est l'acide sulfurique concentré. Qu'on expose, par exemple, une capsule de porcelaine remplie de cet acide, dans un endroit éloigné de toute poussière ou de tout foyer d'où pourraient émaner des molécules organiques, on ne tardera pas à voir l'acide, d'incolore et de limpide qu'il était, devenir d'un brun de plus en plus foncé, jusqu'à ce qu'au bout d'un temps plus ou moins long il soit devenu noir comme de l'encre. A quoi tient cet effet ? Evidemment aux molécules organiques que l'acide sulfurique enlève à l'air et qu'il charbonne comme un morceau de bois qu'on y tremperait. Que deviennent ces molécules dans la respiration ? Elles pénètrent dans les poumons et se fixent sur la muqueuse des bronches et quelquefois sur les dernières ramifications bronchiques. C'est ainsi qu'en disséquant des cadavres de plâtriers ou de charbonniers, on trouve quelquefois des quantités énormes, 30 à 40 grammes, de parcelles de plâtre ou de charbon, accumulées dans l'intérieur des poumons. Tout le monde a pu remarquer les crachats noirs qu'on rejette le lendemain, quand on a veillé dans une chambre éclairée par une lampe qui fumait. Ce sont ces mucosités naturelles, noircies par des parcelles très-fines de charbon (noir de fumée), qui ont souvent effrayé les personnes qui craignaient les maladies de poitrine.

Tant que les molécules, suspendues dans l'air, ne sont que des corps parfaitement inertes, tels que le plâtre, le charbon, la craie, etc., le danger n'est pas très-grand, bien qu'à la longue un air ainsi souillé puisse déterminer de la gêne dans la fonction respiratoire. Mais, malheureusement, il y a des molécules qui, loin d'être des corps inertes, sont très-mobiles, actives et se modifient singulièrement au contact de l'oxygène, de la chaleur et de l'humidité, c'est-à-dire au contact de tous les agents qu'elles rencontrent naturellement dans l'intérieur des poumons; en d'autres termes, ces molécules, surtout celles provenant des débris d'animaux, peuvent éprouver la fermentation putride au sein même de l'économie. On s'explique ainsi les troubles qui peuvent en résulter pour la santé. *L'air des marais* doit, selon moi, sa propriété de déterminer les fièvres intermittentes à la présence de certaines molécules organiques qui ont jusqu'ici échappé à l'analyse.

Quel air faut-il recommander aux malades, et surtout à ceux qui sont atteints d'une maladie de poitrine? D'après ce que nous venons de dire, il est facile de répondre à cette question. Si l'on veut que l'air ait les proportions normales d'oxygène, d'azote et d'acide carbonique, et qu'il ne soit pas trop chargé de vapeur aqueuse et de molécules matérielles, il faut le respirer loin de toute agglomération d'hommes et d'animaux, à la campagne, dans un pays élevé, bien boisé et à une certaine distance des grands réservoirs d'eau. C'est là qu'on trouvera toutes les qualités d'un air

7

sec, vif et pur. Cet air convient parfaitement au début de la phthisie pulmonaire; il suffit souvent alors à arrêter les progrès du mal. Il est, au contraire, dangereux à une époque déjà avancée de la maladie; il en hâte alors la marche vers une terminaison fatale. C'est là un précepte d'hygiène dont la négligence a fait de nombreuses victimes. C'est ce précepte, appliqué mal à propos et sans distinction aucune, qui a fait douter de l'efficacité d'un changement d'air, de lieu et de climat pour la guérison des maladies de poitrine.

J'ai cherché, dans le chapitre suivant, à expliquer l'action de l'air sur la nutrition.

Alcalis.

Les alcalis (potasse, soude), combinés à certains acides gras (acides margarique, stéarique) constituent les savons, et comme tels, ils jouissent des propriétés que tout le monde connaît. Ils servent ainsi, non-seulement à nettoyer la peau et à la rendre plus apte à la transpiration, mais encore ils y exercent une stimulation toujours salutaire. En boisson, 1 gramme de carbonate de soude pour 500 grammes d'eau, ils activent les voies digestives et la sécrétion urinaire.

Alcool.

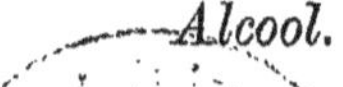

Tout liquide sucré, par suite de la fermentation

dans des circonstances de température convenables ,
donne naissance à de l'alcool. C'est là l'origine de l'alcool dans le vin, dans la bière, etc. Toutes les boissons alcooliques doivent être bannies de l'hygiène des
maladies de poitrine. D'ailleurs elles ne conviennent
que dans un petit nombre de maladies, par exemple
dans certaines maladies qui affectent les malades faibles et débilités.

Tout le monde connaît cette folie momentanée que
produit l'alcool, et qu'on nomme ivresse. Les personnes
prédisposées aux maladies du cerveau doivent surtout
éviter l'usage des boissons alcooliques.

Aliments.

Les aliments ont été divisés en plusieurs classes.
J'adopterai la classification ancienne des aliments, 1º
en *aliments végétaux ou herbacés;* et 2º en *aliments
animaux ou carnacés.* C'est sur cette classification que
repose, en grande partie, celle du règne animal. En
effet, les animaux qui ne se nourrissent que d'herbes,
ont une organisation telle qu'il leur serait impossible
de mâcher ou de digérer des substances animales, et,
réciproquement, les animaux qui ne vivent que de
chair, se trouvent, par leur organisation, dans l'impossibilité absolue de brouter l'herbe. D'autres se
nourrissent exclusivement de fruits, d'autres de grains,
etc. De là, la division naturelle des animaux en car-

nassiers, en herbivores, en frugivores, en granivores, etc. L'homme seul a le système dentaire et les voies digestives organisés de telle façon qu'il peut se nourrir de toute espèce d'aliments, ce qui lui a valu le nom d'*omnivore*.

Tous les aliments sont de nature organique, c'est-à-dire qu'ils proviennent d'êtres vivants, soit végétaux, soit animaux. Il faut que la vie y ait déjà passé pour qu'ils soient aptes à entretenir la vie. Les minéraux, qu'aucun souffle n'a jamais animés, ne peuvent pas servir d'aliments.

Cependant tout genre d'aliments n'est pas indifférent. Ainsi les substances herbacées produisent des modifications différentes de celles qu'entraînent les substances carnacées. Ainsi on a remarqué que les hommes exclusivement carnivores ont les instincts plus féroces et plus sanguinaires que les hommes qui ne se nourrissent que de racines et d'herbes. On n'a qu'à mettre en opposition la vie inquiète du chasseur avec les mœurs douces et paisibles du pasteur.

Ces observations ne sont pas perdues pour l'hygiène. Conseillerait-on, par exemple, à un malade jeune, pléthorique, tourmenté par une maladie aiguë, l'usage d'un régime substantiel composé de viandes, etc. Ce serait vouloir éteindre le feu avec de l'huile. On lui ordonnera soit l'usage d'un régime exclusivement végétal (pruneaux, épinards, crêmes de riz). Lorsque le malade est, au contraire, affaibli par une affection qui a passé à l'état chronique, et que la réaction fébrile ne se fait plus sentir, pour relever les forces et fournir à la nature des moyens de se guérir souvent elle-même, il importe de prescrire l'usage d'aliments empruntés au règne animal (viandes rôties).

C'est le cas de la phthisie pulmonaire à la seconde et à la troisième période. Si, à une époque avancée de cette cruelle maladie, on voulait continuer le régime végétal et affaiblissant, qui convient parfaitement au début, on ne ferait que hâter sa marche vers une terminaison fatale. C'est là malheureusement ce qui n'est que trop souvent arrivé.

Eaux.

Les eaux naturelles doivent leurs propriétés aux différents sels et aux autres matières qu'elles peuvent tenir en dissolution. Nulle part, dans la nature, on ne rencontre de l'eau chimiquement pure, c'est-à-dire composé de deux volumes d'hydrogène et d'un volume d'oxigène. L'eau même la plus pure que la nature nous fournisse, l'eau de pluie, renferme toujours des substances étrangères à sa véritable composition. Ainsi on y trouve une certaine quantité de nitrate d'ammoniaque et des matières organiques dont se chargent les gouttes d'eau en traversant les différentes couches d'air.

On ne trouve de l'eau parfaitement pure que dans

les laboratoires de chimie; c'est *l'eau distillée.* Il ne faut pas croire que, parce que cette eau est la plus pure, elle est aussi la plus salubre. Le principe qui était vrai pour l'air n'est plus applicable ici. En effet l'eau distillée est lourde, indigeste : elle pèse, pour ainsi dire, sur l'estomac, et son usage prolongé pourrait occasionner des inconvénients graves. On corrige ses qualités malfaisantes en y ajoutant une certaine quantité de sels tels que chlorure de sodium, de potassium, sulfate de soude ou de potasse, nitrate, carbonate de chaux, etc. Ce sont précisement ces sels qui se trouvent dans les eaux de source ou de rivière qui nous servent de boisson habituelle. La nature nous a d'avance dispensés du soin de les y mettre. La présence de ces sels y est donc nécessaire ; non-seulement, ils aident à la digestion, mais encore ils entrent, comme parties intégrantes, dans la composition chimique du corps humain. La question importante est dans leur *proportion:* et cette proportion tient à la nature des terrains que les eaux traversent ou sur lesquels elles coulent. Les eaux qui traversent des terrains calcaires ou qui y séjournent longtemps, étant chargées d'une proportion trop forte de sels, sont, comme on disait autrefois, *crues* ou *séléniteuses :* elles ne sont pas bonnes à boire, pas plus qu'elles ne peuvent servir au savonnage ni à la cuisson des légumes. Ce sont de véritables dissolutions saturées de sels calcaires, et particulièrement de sulfate de chaux. Telles sont les eaux d'Arcueil, et en général toutes les eaux des fontaines de Paris. Leur nature s'explique par la constitution géologique du bassin de la Seine.

La meilleure eau, c'est-à-dire la plus propre à servir de boisson, est celle qui vient sourdre des fissures de rochers de formation ancienne sur les pentes ou au pied des montagnes granitiques. Elle renferme la proportion normale de sels, c'est-à-dire, ni en trop grande, ni en trop petite quantité; en outre, elle est parfaitement limpide et sa température est à peu près constante en hiver et en été.

Parmi une multitude de variétés, l'une de celles dont on fait le plus fréquent usage comme boisson, dans les pays de plaines, c'est l'eau de rivière qu'on débarrasse préalablement de toutes les matières qu'elle tient en suspension. L'opération employée à cet effet, c'est la filtration. Cette opération décolore, par exemple, l'eau trouble de la Seine et la désinfecte; mais elle n'enlève pas les immondices *solubles*, telles que les urines et d'autres substances provenant de la décomposition de cadavres ou de débris organiques en putréfaction. Heureusement ces immondices solubles que le filtre ne sépare pas, sont fort peu de chose en proportion de l'énorme masse d'eau qui traverse journellement la ville de Paris. Quoi qu'il en soit, en raison des nombreux égouts qui débouchent dans la Seine, on doit admettre comme certain que les habitants du faubourg Saint-Germain ou du Gros-Caillou boivent une eau moins pure que les habitants de Bercy.

Eaux de mers.

Ces eaux diffèrent des eaux de source ou de rivière par une bien plus forte proportion de sels ; c'est pourquoi on les appelle eaux salées, *mare salsum*, par opposition aux autres qu'on nomme *eaux douces*.

Les eaux de mer ne contiennent pas seulement les mêmes sels, en quantité bien plus considérable, que les eaux de rivière, mais on y trouve aussi des sels qui ne se rencontrent pas ou très-rarement dans ces dernières. Tels sont l'iodure et le sulfate de magnésie. C'est aux sels magnésiens que l'eau de mer doit sa saveur nauséabondante et amère, ainsi qu'elle doit son goût salé à l'énorme proportion de chlorure de sodium (sel marin) qu'elle renferme. Tous ces sels étant des purgatifs assez énergiques, on s'explique naturellemnt l'action purgative des eaux de mer.

L'eau de mer est-elle plus salée près des côtes qu'à une certaine distance des continents ? Les différentes mers sont-elles plus salées les unes que les autres ? Ces questions n'ont pas encore été complètement résolues. On croit savoir cependant que l'eau de mer est, en effet, moins salée près des côtes, ce qu'on peut attribuer aux fleuves qui y versent leur contingent d'eaux douces. Il est incontestable que les eaux de la

Mer morte (*lac asphaltite* des anciens) sont plus salées que celles de toutes les autres mers.

L'hygiène et la thérapeutique ont tiré parti des propriétés des eaux marines. On a recommandé souvent avec succès, pour la guérison des maladies de poitrine, les voyages sur mer. On n'a pas manqué d'attribuer les cures ainsi obtenues à l'action des parcelles salines, surtout de celle des bromures et des iodiures, dont l'air pourrait s'imprégner, et qui pénétrerait ainsi par voie de respiration, jusque dans l'intérieur des poumons. Cette explication est contraire à toute notion de physique. En effet, les sels dont l'eau de mer est chargée, sont fixes ; après qu'on a chassé l'eau par la distillation, ces sels restent au fond du vase, sous forme d'un résidu compact. C'est même ainsi qu'on a essayé de rendre les eaux de mer potables. Si la vaporisation était très-rapide, comme par exemple dans un appareil distillatoire, il se pourrait que quelques parcelles de sels fussent mécaniquement entraînés ; mais, à la surface de l'eau la vaporisation est très-lente, insensible ; il ne peut donc pas y avoir entraînement de matières fixes. D'ailleurs ce qui le prouve encore, c'est la pureté des eaux de pluie. Ces eaux ne viennent-elles pas, en très-grande partie, de l'évaporation incessante des eaux de l'océan, qui s'élèvent à l'état vésiculaire ou sphéroïdal, pour former les nuages avant de se résoudre en pluie ?

La principale cause des avantages qu'on a retirés des

voyages sur mer, dans le traitement des maladies de poitrine, doit être, selon moi, attribuée au régime alimentaire, qui consiste, pour les voyages, en viandes salées. On connaît l'efficacité du sel marin dans la phthisie tuberculeuse.

Mais lorsque cette cause manque, à quoi faut-il attribuer le succès de guérison ?

Ici, je crois être, parmi les médecins, le premier qui ait signalé l'évaporation des eaux comme un agent médical. C'est qu'en effet l'évaporation incessante des eaux de l'Océan constitue une des principales sources de l'électricité atmosphérique. Or, comme l'électricité est un véritable agent thérapeutique, pourquoi son influence ne se ferait-elle pas sentir au moment même où elle prend naissance ? Il y a là un enchaînement de phénomènes qui doit réagir sur le corps de l'homme. C'est l'étude de cette action qui est un champ ouvert aux investigations des médecins.

Eaux minérales.

Ce sont des eaux de source, qui se chargent accidentellement de certaines substances qu'on ne rencontre pas dans toutes les eaux. Ces substances sont les sulfutures alcalins pour les eaux dites *sulfureuses* (eaux de Barège, d'Aix-la-Chapelle, de Bonne); le gaz acide carbonique pour les eaux dites *gazeuses* (eaux de Spa, de Seltz, de Wiesbaden); le bi-carbonate de fer pour les eaux dites *ferrugineuses* (eaux de Passy, de Forges); enfin le sulfate de soude, de potasse, le bi-carbonate de chaux, le sulfate de magnésie, pour les eaux dites *salines*, dont le nombre est très-considérable. Ces sels, les eaux les empruntent aux terrains qu'elles traversent.

Nous nous bornerons à n'indiquer ici que les propriétés les plus essentielles qu'on attribue à ces différentes classes d'eaux minérales.

Les eaux gazeuses stimulent avantageusement les voies digestives, et produisent une sorte d'ivresse très-fugace. On les prescrit avec succès, seules ou associées à de la limonade, au début de certaines maladies, quand il y a une réaction fébrile, et qu'il importe de produire une légère dérivation sur le canal intestinal. Elles sont pour quelques praticiens, mises au nombre des diurétiques.

Les eaux sulfureuses, prises intérieurement ou extérieurement, en lotion ou en bain, qu'on prescrit surtout dans les maladies de la peau, ont été préconisées quelquefois dans le traitement de la phthisie pulmonaire à la seconde période. Elles exercent sur la peau ou sur la muqueuse intestinale une stimulation quelquefois salutaire; mais leur effet n'est pas constant.

Les eaux ferrugineuses doivent être employées avec les plus grandes précautions dans le traitement des maladies de poitrine. On ferait peut-être bien de les proscrire entièrement de la *stéthothérapie*.

Les eaux salines (eaux de Vichy, de Mont-d'Or, etc.), produisent les meilleurs effets dans le traitement des gastrites et gastro-entérites chroniques, dans la gravelle, etc., mais leur action est à peu près indifférente dans les maladies de poitrine; elles sont cependant avantageuses dans certains cas d'affections catarrhales.

Les eaux minérales doivent être prises aux sources mêmes, non pas en raison d'une action spécifique, mais parce les voyages et le changement de localité et de climat impriment au physique comme au moral du malade, une secousse salutaire.

C'est en grande partie pour cela que les eaux minérales *artificielles*, qu'on prend tranquillement chez soi, n'ont pas la même efficacité que les eaux minérales naturelles; sans parler des principes organiques (barégine, etc.) que celles-ci renferment et que le chimiste ne saurait imiter.

Sel marin (chlorure de sodium).

Les singes du Jardin des Plantes, ces hôtes de contrées lointaines, mouraient presque tous phthisiques. On leur administra, avec leurs aliments, du sel marin, et presque tous échappèrent à cette cruelle maladie. De là à l'homme il n'y avait qu'un pas. Instruit de cette observation, M. A. Latour préconisa, un des premiers, le sel marin dans le traitement de la phthisie pulmonaire. Mais les praticiens qui l'ont employé n'ont pas obtenu des succès aussi brillants ni aussi constants. Probablement, le sel marin réussit mieux chez les animaux que chez l'homme. Ce qu'il y a de certain, c'est que le chlorure de sodium est le condiment nécessaire de tous nos aliments, et qu'il est même indispensable à l'agriculture pour l'élève des bestiaux. On attribue même la phthisie des vaches, dans Paris, à ce qu'on ne leur donne pas, avec leurs aliments, une quantité suffisante de sel marin. Cette opinion ne me paraît pas complètement fondée; la phthisie des vaches, dans Paris, tient plutôt au défaut d'exercice, de propreté, d'air et surtout de lumière.

Lumière.

L'action de cet agent impondérable sur l'homme à l'état de santé ou de maladie, n'a pas encore été appréciée par les physiologistes et les médecins. Son action est pourtant certaine et hors de toute contestation. Ainsi, on sait que le défaut de lumière est une des principales causes du rachitisme; et les belles expériences de M. Jules Guérin ont démontré que les os se ramollissent et se courbent chez les animaux qu'on élève dans l'obscurité. J'ai rapporté les mêmes expériences dans ma thèse de docteur,

Je suis convaincu que , de même que le défaut de lumière produit chez les enfants du rachitisme, il engendre chez l'adulte et l'adolescent la phthisie tuberculeuse. Cette maladie est extrêmement rare chez les personnes qui, comme les cultivateurs, les moissonneurs, etc., sont, par leur profession , obligés de vivre au grand jour et de subir toute l'action des rayons solaires. Elle ne règne pas dans les pays chauds où le soleil reste longtemps sur l'horizon et y projette, sous un angle peu oblique, tous ses faisceaux lumineux ; elle exerce surtout ses ravages dans les contrées brumeuses du Nord, où l'homme est forcé de passer une grande partie de l'année dans des maisons obscures et en dehors de l'action des rayons directs du soleil.

Si l'absence de la lumière modifie pathologiquement la nutrition des os, comme nous venons de le dire, ne pourrait-elle pas modifier aussi les autres fonctions de l'économie ? La matière crétacée, qui forme les tubercules dans les poumons d'un phthisique , ne pourrait-elle pas être un dépôt résultant d'un trouble de la nutrition. Cette matière se compose, d'après les analyses qu'on en a faites , principalement de phosphate calcaire, c'est-à-dire de l'élément minéral de l'os. C'est précisément cet élément qui manque, ou dont la proportion est considérablement amoindrie dans les os des rachitiques, c'est-à-dire dans une maladie que nous pouvons, en quel-

que sorte, produire à volonté par la soustraction de
la lumière. Toute cette série de causes et d'effets, sur
laquelle je reviendrai un jour, pourra singulièrement
contribuer à faire connaître la véritable nature de la
phthisie tuberculeuse.

Légumes.

Le nom de légumes dérive du latin *legumen*,
gousse, fruit qui caractérise toute une famille de
plantes qui, pour cette raison, ont été appelées
légumineuses. D'après cette étymologie, on ne devrait
nommer légumes que les haricots, les pois, les fèves,
les vesces et les lentilles. Mais, depuis longtemps, on
comprend sous cette dénomination tous les aliments
empruntés au règne végétal et préparés d'une certaine façon. Ainsi, les épinards, la chicorée, la laitue, les artichauts, le cresson, les salsifis, l'oseille,
la salade (romaine, chicorée, laitue, mâches, céleri,
pissenlit), sont mis au nombre des légumes, bien que
ces plantes appartiennent, sous le rapport taxono-
mique, à des familles très-différentes.

Haricots, pois, fèves, vesces, lentilles.

Ces fruits sont tous également nutritifs et jouissent
à peu près des mêmes propriétés. Ils sont tous riches
en fécule, et cette fécule renferme, d'après les
recherches des chimistes modernes, une certaine

quantité de *légumine*, principe qu'on a, sous le rapport de la composition du sang, comparé à l'albumine et à la fibrine du sang. Comme ces deux substances, la légumine contient, outre le carbone, l'hydrogène et l'oxygène, une certaine proportion de soufre et d'azote. C'est probablement à ces deux derniers corps que les haricots, pois, fèves, etc., doivent leurs propriétés dites *venteuses* ou *flatulentes;* car les gaz intestinaux renferment, à n'en juger que d'après leur odeur, une certaine quantité d'hydrogène sulfuré ou de sulfhydrate d'ammoniaque. Indépendamment des éléments organiques (carbone, hydrogène, oxygène, azote, soufre), ces légumes renferment aussi des principes minéraux, c'est-à-dire des sels alcalins et calcaires que l'on rencontre dans tous les vrais aliments. C'est à cause de leur composition si complexe qu'ils peuvent, pendant des années entières, suffire seuls à la nutrition des hommes et des animaux.

En raison de leurs qualités très-nutritives (1) et des flatuosités qu'ils produisent, il ne faut pas en permettre l'usage aux malades, surtout dans les affections à l'état aigu ; et même il faut être à cet égard réservé envers les convalescents.

----

(1) Une personne maigre, pourvu que cette maigreur ne tienne pas à quelque maladie organique, qui mangerait tous les jours trois ou quatre assiettes de purée de pois ou de haricots au jus de mouton, et prolongerait son sommeil de quelques heures, pourrait engraisser, presque à vue d'œil, dans l'espace de deux ou trois mois.

Les épinards, la chicorée et la laitue préparés au jus de viande, sont les légumes qui conviennent le mieux aux convalescents et aux estomacs débilités. La laitue est même préférable aux épinards et à la chicorée, à cause de ses propriétés calmantes. L'oseille est rafraîchissante, en raison de l'acide oxalique ou du quadroxalate de potasse qu'elle renferme. On en diminue l'acidité, en la faisant chauffer dans l'eau bouillante , en la divisant et en en exprimant le suc. On la prescrit avec avantage dans les cas de pyrexie, lorsqu'on ne peut pas ordonner une diète absolue. Son action sur la réduction de la gravelle est exagérée.

Les artichauts ont peu de qualités nutritives. Ils renferment beaucoup de tannin, ce qui en fait recommander l'usage dans le scorbut et dans toutes les maladies caractérisées par un défaut de plasticité du sang. On peut en dire autant du cresson.

Arnica.

Les fleurs et les feuilles de l'*arnica montana,* plante de la famille des synanthérées, se donnent souvent en décoction (tisane d'arnica) dans des cas d'affaiblissement des voies digestives. On prescrit cette tisane avec avantage dans toutes les affections chroniques où les amers sont indiqués. L'arnica paraît devoir son action tonique à la présence d'un principe particulier qui a reçu le nom d'*inuline*, et qui existe dans un grand nombre de plantes de la famille des synanthérées.

Atmosphère.

C'est le milieu gazeux dans lequel tous les êtres vivants sont appelés à vivre. C'est là que se rencontrent tous les agents propres à conserver et à détruire la vie. L'action de l'atmosphère est multiple suivant qu'on en considère *la pression, la température, la lumière, l'électricité* et *l'air* proprement dit.

L'atmosphère tourne avec le globe terrestre autour de son axe. Les physiciens ne sont pas d'accord sur sa hauteur : les uns la placent à dix lieues, les autres à dix-sept lieues.

Bains.

Les bains ont été divisés en *bains généraux* et en *bains locaux* suivant l'immersion, soit de la totalité, soit d'une partie seulement du corps. Le liquide qu'on emploie le plus ordinairement à cet effet est l'eau seule ou chargée de matières étrangères, auxquelles on attribue une action médicamenteuse quelconque. Les bains peuvent être, suivant les températures, *froids, tièdes* et *chauds*; leur action est également différente.

Bains généraux froids.

Ces bains ne se prennent guère que dans les eaux

courantes des rivières, des fleuves ou dans les eaux de mer pendant la saison chaude. L'exercice de la natation qui les accompagne contre-balance l'impression du froid. Cette lutte des organes est très-salutaire et préférable à toute médication tonique et fortifiante. Les bains froids et l'exercice simultané de la natation ne conviennent, cependant, que dans un petit nombre de maladies chroniques; ils doivent être proscrits ou du moins employés avec une extrême réserve dans les maladies de poitrine, avec altération plus ou moins profonde des poumons, ainsi que dans les affections organiques du cœur.

Le temps qu'on reste dans un bain d'eau froide doit être très-court (de douze à quinze minutes), si l'on ne se livre pas en même temps à l'exercice continu de la natation. Il faut quitter l'eau, dès qu'on sent un léger frisson parcourir le dos. Tout le monde doit ici se rappeler qu'il ne faut pas avoir l'estomac chargé d'aliments ni être en sueur, au moment où l'on se plonge dans l'eau.

Bains généraux tièdes et chauds.

Les bains peuvent se prendre dans toutes les saisons, soit à domicile, soit dans les établissements thermaux particuliers. Leur température varie de 15º à 30º. Un point auquel on ne fait pas généralement attention, c'est de régler la température du bain sur celle de l'air atmosphérique. Ainsi, un bain de 15º, pris en hiver pendant que la température de l'air est de 10º à 15º, pourra paraître très-chaud, tandis que ce même bain, pris en été, pendant que la température de l'air est de 20º à 25º, pourra paraître froid; c'est que les sensations du froid et du chaud, ainsi que beaucoup d'autres sensations, ne sont senties et appréciées que par voie de comparaison, en tenant compte du milieu dans lequel l'homme se trouve plongé. Il résulte de ce principe, que la température des bains tièdes ou chauds n'a pas une valeur absolue, ainsi qu'on pourrait se l'imaginer; et qu'en hiver, par exemple, un bain de 15º lorsque le thermomètre marque, au dehors, un degré quelconque *au-dessous du zéro* de l'échelle, est un bain chaud; tandis que pour en obtenir le même effet en été, il en faut élever la température jusqu'à 25º et 30º.

Les *bains tièdes* relâchent les fibres et affaiblissent, en même temps qu'ils ouvrent les pores et excitent une transpiration plus abondante. C'est pourquoi on les associe avec beaucoup de succès à la médication antiphlogistique. Ils conviennent parfaitement au début de presque toutes les maladies aiguës. On y reste plongé de trois quarts d'heure à une heure.

Les *bains chauds* sont rarement indiqués; la vapeur qui s'en exhale et qu'on respire produit des phénomènes de congestion vers la tête, qui peuvent quelquefois déterminer des accidents graves. On y remédie à l'aide de douches ou d'un filet d'eau froide qu'on fait tomber sur la tête de celui qui est plongé dans le bain.

Les matières qu'on tient en dissolution ou en suspension dans l'eau des bains peuvent être de natures très-différentes. Ainsi, on a des bains de son et de gélatine, qu'on prescrit dans certains cas d'affections cutanées. Les bains sulfureux ou salino-sulfureux (bains de Barèges) s'obtiennent en dissolvant dans l'eau ordinaire une certaine quantité de sels connus. Ainsi, dans un bain entier on peut dissoudre :

Sulfate de potasse ou de soude.	50 grammes ;
Carbonate de potasse ou de soude.	125	—
Chlorure de sodium.	100	—

On a, avec cette composition, un bain artificiel de Barèges. Ces bains ne sont jamais inodores, quoi qu'on en ait dit, à cause des proportions variables d'hydrogène sulfuré qu'ils dégagent ; et s'ils sont réellement *inodores*, c'est que ce ne sont plus des bains de Barèges, et alors leur action est à peu près nulle. Comme les sulfures attaquent les métaux, il est convenable de prendre ces bains dans des espèces d'auges de bois.

Ces bains exercent une action stimulante sur la peau ; c'est ce qui les fait employer, non-seulement dans le traitement des maladies cutanées, mais

encore dans les affections des membranes muqueuses,
aériennes, digestives, vésicales, etc., lorsqu'il importe
de produire une dérivation active sur la peau. C'est
ce qui explique aussi leur activité dans les catharres
pulmonaires chroniques et dans la phthisie tuberculeuse. Dans ces bains, on peut substituer avec
avantage aux sulfures, les iodures et les bromures
alcalins.

Bains locaux.

On en distingue principalement trois classes : *les
manuluves, les pédiluves et les bains de siége.*

Les manuluves, recommandés par les anciens
médecins, ne sont plus en usage aujourd'hui; on leur
préfère les *pédiluves*, dont l'action est plus marquée.

Les pédiluves se prennent toujours chauds et à une
température aussi élevée que les pieds peuvent les
supporter. On les rend encore plus actifs, en y ajoutant une poignée de farine de moutarde. On les
appelle alors bains de pieds ou pédiluves *sinapisés.*
On couvre le vase d'un morceau de drap, afin d'empêcher l'huile essentielle de moutarde, qui se dégage,
de venir irriter les yeux souvent d'une manière
fâcheuse. On y laisse les pieds jusqu'à ce que la peau
se rubéfie et se gonfle. C'est ainsi qu'on fait affluer
le sang de la tête et des parties supérieures vers les
parties inférieures. Cette dérivation est utile dans

toutes les congestions sanguines vers la tête, dans les céphalalgies, le corrhyza, etc. Mais, pour en obtenir un effet marqué, il faut y revenir souvent ; car l'équilibre de la circulation se rétablit très-rapidement, et les parties enflammées appellent de nouveau vers elles un afflux plus considérable du sang.

Les bains de siége, qu'on prend presque toujours tièdes, sont généralement employés pour rappeler des hémorrhoïdes supprimées. On les ordonne aussi aux femmes, dans des cas d'aménorrhée ou de dysménorrhée.

Aujourd'hui on en fait beaucoup moins usage qu'autrefois.

Boissons.

Les boissons qu'on ordonne aux malades sont, ou des *infusions*, ou des *tisanes*, ou des *limonades*. Ces trois dénominations ne sont pas tout à fait indifférentes.

L'infusion diffère essentiellement de la tisane. La boisson préparée par voie d'infusion, c'est-à-dire en faisant d'abord bouillir l'eau à part, et en la mettant ensuite en contact avec une matière connue, contient des principes que la tisane ou la décoction ne peut pas renfermer. Ces principes sont des huiles aromatiques ou essentielles très-volatiles : ils se dégageraient, si on faisait bouillir avec l'eau les matières qui doivent les céder. C'est ainsi que le café et le thé doivent leur

saveur recherchée des gourmets à des principes volatils. Si, au lieu de faire infuser le café et le thé, on
les faisait bouillir avec l'eau, on obtiendrait une
décoction ou boisson amère qui ne flatterait ni
l'odorat ni le palais. Ce qui est ici vrai pour le café et le
thé s'applique aussi aux boissons médicamenteuses
préparées par voie d'infusion. Ces boissons, on devrait
les appeler des *infusés, infusa,* en réservant le nom
d'*infusion, infusio* (de *infundere*) à l'action même
d'infuser. De même qu'on appellerait *decocte, decoc-
tum,* le produit de la décoction.

Les boissons préparées par voie de décoction, sont
les tisanes proprement dites; elles renferment des
matières non volatiles, et qui ne sauraient s'extraire
que par une action prolongée de l'eau bouillante, en
un mot, par la décoction. Les liquides, qui ont été
longtemps bouillis avec des racines, des feuilles et des
tiges de plantes, donnent, par l'évaporation, un résidu
brunâtre, poisseux, généralement amer. C'est ce qu'on
appelle un extrait dont la composition peut être très-
complexe. Ordinairement, il renferme des sels organiques, des alcaloïdes, de la résine, de la gomme, du
sucre et de l'amidon. Les tisanes se préparent avec
les plantes amères, avec racines riches en sucre et en
amidon. Ce sont des *dissolutions d'extraits,* tandis que
les infusions sont des dissolutions de *principes volatils*;
c'est la meilleure définition qu'on puisse donner de
ces deux classes de boissons.

Les boissons dites *delayantes, émollientes , adoucissantes, mucilagineuses*, ont à peu près toutes la même action. On les prépare généralement par l'infusion des fleurs de mauves, de fleurs pectorales violette, coquelicot, ou par la décoction de la racine de chiendent, de réglisse, d'orge, de riz. On les édulcore avec du sirop de gomme, de capillaire, etc. Leur action consiste principalemènt à calmer l'irritation des membranes muqueuses. On rend cette action encore plus marquée par l'addition du sirop diacode ou d'extrait d'opium (cinq centigrammes dans une potion de cent vingt-cinq grammes). C'est alors qu'on leur donne plus particulièrement le nom de boissons ou de *potions calmantes*. Elles conviennent dans toutes les phlegmasies aiguës, et au début des maladies de poitrine.

Les boissons *amères, toniques*, conviennent davantage dans les phlegmasies digestives ou les affections chroniques. Telles sont les tisanes d'aunée, d'arnica, d'armoise; les décoctions de quinquina, de ratanhia, etc.

Café.

Boisson préparée par voie d'infusion. Le café doit son odeur aromatique à un principe volatil, et son goût légèrement amer à la caféine, alcaloïde cristallin qui se développe pendant la torréfaction des graines.

L'usage du café doit être proscrit dans toutes les

inflammations aiguës des membranes muqueuses; tandis qu'il convient dans ces mêmes inflammations, lorsqu'elles sont passées à l'état chronique.

Le café n'est point, comme on l'a dit, un poison lent; seulement, les personnes qui en abusent deviennent plus sujettes que d'autres aux maladies nerveuses et aux gastro-entérites.

Climat.

Nous ne discuterons point ici les conditions desquelles dépendent les différences climatériques. Ces questions intéressent moins le médecin que le physicien et le météorologiste. Nous nous bornerons à faire connaître l'action que la différence des climats peut exercer sur le corps de l'homme sain ou malade.

Suivant les climats, l'homme contracte plus facilement certaines maladies que d'autres. Ainsi, dans les climats chauds, ce sont les maladies du foie, de la peau. On peut y ajouter certaines affections qui, telles que la peste, le typhus, la dyssenterie, etc., tiennent évidemment à une altération du sang. Ces maladies sont, au contraire, très-rares dans les pays froids, c'est là que prédominent, à leur tour, les maladies de poitrine, des voies digestives et des voies urinaires. La phthisie tuberculeuse fait autant de ravages en France, en Angleterre et en Allemagne, que la peste en Egypte et en Turquie. Ce sont là des maladies qui semblent être en quelque sorte inhérentes aux climats. C'est ce qui explique, en même temps, les succès brillants qu'on a obtenus dans le traitement de la phthisie pulmonaire par le seul changement de climat. En effet, en se transportant d'un pays où cette affection est, pour ainsi dire, endémique, dans un autre où elle ne trouve plus, dans les circonstances locales, son aliment ordinaire, on peut s'attendre souvent à une guérison inespérée. Seulement il ne faut pas, ainsi que je l'ai déjà dit, que la phthisie soit arrivée à une période trop avancée; car, dans ce cas, le changement de climat ne ferait qu'amener plus vite une terminaison fatale.

Quel est le climat le plus salubre et le plus convenable aux poitrinaires? En thèse générale, le climat le plus salubre est celui où les variations de température ne sont ni trop brusques ni trop grandes. La température moyenne y devra être d'environ 12º à 13º; le maximun ne devra pas dépasser 25º; et le minimum 5º. Il est vrai qu'un pareil climat est plutôt idéal que réel. Cependant on pourra en trouver de semblables dans la zône tempérée, mais plus près du cercle tropical que du cercle polaire. La Morée, la Sicile, les provinces méridionales de l'Espagne seront, sous ce rapport, les pays les plus favorisés.

Mais ce n'est pas seulement la température, c'est aussi la sécheresse et l'humidité qui influent sur l'organisme. Ici, encore, il faut un juste milieu; les contrées sèches, de même que les contrées trop humides, sont également préjudiciables à la santé.

Co-habitation.

On a cru remarquer que les personnes atteintes de la phthisie pulmonaire sont bien plus ardentes au coït que les personnes bien portantes. Si le fait est vrai, c'est ici le cas plus que jamais de ne pas écouter la voix de la nature, car les plaisirs de l'amour sont un véritable poison pour le poitrinaire; il peut ainsi dépenser en un clin-d'œil plusieurs années de son existence.

Diète.

Le nom de diète, venant d'un mot grec, était chez les anciens médecins, synonyme de *régime*. Dans le langage ordinaire, on appelle diète la diminution relative des aliments; on proscrit alors les aliments solides, tant pour leurs proportions que pour leur qualité, et on ne permet que les aliments liquides, tels que des bouillons de veau, etc. La *diète absolue* est l'abstinence de toute espèce d'aliments tant solides que liquides. On ne permet alors que l'usage des boissons. La diète absolue est d'un puissant secours dans toutes les maladies graves, dont la marche est très-rapide et qui se manifestent par des exacerbations fébriles très-violentes. Elle suffit quelquefois seule, sans aucune médication, à arrêter les progrès de symptômes alarmants.

Électricité.

L'étude de l'électricité atmosphérique, universellement répandue à la surface du globe, est encore malheureusement à l'état d'enfance. Elle se manifeste d'une manière sensible à l'approche des orages, des ouragans et de tous les grands phénomènes météorologiques. On se sent alors comme accablé, sans qu'on en devine la cause ; les animaux eux-mêmes semblent participer à ce malaise général. La présence de l'électricité atmosphérique est accusée par des instruments de physique d'une délicatesse extrême.

Quant à l'électricité minérale, nous avons défini le rôle actif qu'elle joue dans la guérison des maladies chroniques.

Exercice.

On entend généralement par ce mot l'exercice du corps. C'est un des moyens hygiéniques les plus efficaces dans le traitement des maladies de poitrine. Il y a une multitude de genres d'exercices différents. L'exercice à cheval ne convient pas aux personnes

qui ont la poitrine délicate et prédisposée à la phthisie
tuberculeuse; il peut occasionner des crachements de
sang qui ne sont souvent que les prodromes de cette
terrible maladie. L'exercice à pied, la promenade, est
dans ce cas de beaucoup préférable. Il ne faut pas,
non plus, abuser des exercices de gymnastique qui,
sans doute, fortifient le corps de l'homme sain, mais
qui peuvent aussi détériorer encore davantage la
constitution d'un individu naturellement débile et
maladif.

Maisons de Santé.

La création des maisons de santé remonte à l'époque où l'on commença à mieux comprendre l'influence
salutaire des conditions hygiéniques sur la guérison
ou la convalescence des malades. On comprit, en
même temps, l'impossibilité de réunir toutes ces
conditions dans une maison privée, construite selon
les vues intéressées du propriétaire, plutôt que d'après
les sages avis du médecin. A ce propos, je me per-
mettrai quelques réflexions de la plus haute importance pour l'hygiène publique.

Depuis environ vingt ans, c'est-à-dire depuis
l'époque où la société entière paraît absorbée par la
passion des intérêts matériels, on bâtit beaucoup de
maisons dans Paris, apparemment parce que ce
genre de spéculations rapporte de gros bénéfices. Ce

qui prouve que les propriétaires ou les entrepreneurs sont exclusivement guidés par la vue du gain, c'est que les nombreuses maisons qu'ils élèvent sont complètement dépourvues de ces conditions que le plus simple bon sens indique comme nécessaires pour l'entretien et la conservation de la santé des habitants. Sortis en quelque sorte de dessous terre, du jour au lendemain, comme par enchantement, ces édifices, si l'on peut se servir de ce mot, manquent complètement de solidité; — on cite, depuis quelques années, grand nombre de maisons nouvellement construites, qui se sont écroulées par défaut de solidité. Ce serait encore là le moindre de leurs défauts. Malheureusement, les parois des murs de ces bâtisses dorées et plus ou moins enjolivées à l'extérieur, sont si minces et composées de matières si peu compactes, qu'elles livrent avec la plus grande facilité passage au froid et à l'humidité. Ce n'est pas tout. Comme on cherche à utiliser le moindre espace, les étages sont très-rapprochés et les chambres très-multipliées. Les locataires sont ainsi renfermés dans des pièces étroites, à plafond bas, où l'air se vicie facilement, même pour la respiration d'un petit nombre de personnes. Enfin, les égouts et les fosses d'aisance sont ordinairement disposés de telle façon qu'on est obligé de respirer toutes les émanations méphitiques qui s'en échappent.

Des inconvénients de ce genre devraient éveiller la sollicitude de la police du conseil municipal. Malheureusement, la législation édilique ne fournit ici guère d'armes pour agir efficacement. C'est pour cette double raison qu'il faudrait, dans l'intérêt même de la santé publique, chercher à favoriser le développement des établissements sanitaires, qui, sous la direction d'habiles praticiens, pourraient s'élever aux environs des grands centres de population, et notamment de Paris.

Après ce préambule, j'aborde la question capitale.

Quelles sont les conditions qu'une maison de santé doit réunir pour remplir tous les vœux du médecin, et pour répondre en même temps à l'attente des malades? Cette question implique les données d'une science dont les principes ont été posés dans l'immortel ouvrage d'Hippocrate : *De l'air, des eaux et des lieux.*

1º La principale exposition doit être à l'orient et au sud. D'abord, les plus anciens médecins avaient déjà reconnu que les rayons du soleil levant ont sur le corps une action, pour ainsi dire plus bienfaisante que ceux du soleil couchant. Ensuite, les vents de l'est, quoique rares dans ce pays-ci, ne sont jamais chargés de vapeurs froides et humides, comme les vents de l'ouest, qui sont très-fréquents.

2º L'édifice doit être situé sur quelque point élevé, d'où le regard puisse embrasser un vaste horizon. Cependant, il ne faut pas non plus que la position en soit trop élevée; car l'air y serait trop vif pour des personnes atteintes de maladies de poitrines ou qui y seraient prédisposées. Il faut surtout choisir, pour l'emplacement d'un pareil établissement, le voisinage d'une rivière ou d'un courant d'eau qui varie le paysage et contribue à son assainissement. Il ne faut pas pourtant qu'il se trouve tout à fait sur les bords de la rivière; car ce voisinage pourrait y entretenir une trop grande humidité. C'est à la distance de quelques centaines de mètres, sur un coteau un peu élevé, qu'on trouvera l'emplacement le plus convenable pour une maison de santé.

3° La maison doit être entourée d'une végétation assez abondante pour entretenir constamment la pureté de l'air; car on sait que les végétaux exhalent, pendant le jour, par l'influence de la lumière solaire, une quantité considérable d'oxigène, qui répare les pertes de celui que consomment les animaux et tous les foyers de combustion. C'est là ce qui explique la grande utilité des jardins et des parcs, qui ne devraient jamais manquer, lorsqu'on veut avoir sérieusement soin de la santé de l'homme.

4° Peu d'exercices sont aussi salutaires et aussi propres à fortifier le système musculaire, que l'exercice de la gymnastique. Il sera donc convenable de consacrer, dans les dépendances de la maison de santé, un terrain pour les différents exercices de la gymnastique, que les anciens savaient apprécier mieux que nous.

5° Quant à la construction de la maison de santé,

il ne faut pas qu'elle soit trop récente; les murs doivent être assez épais et composés de matériaux peu conducteurs de la chaleur et de l'humidité. Les chambres à coucher doivent être assez spacieuses, assez hautes de plafond; car on oublie généralement que c'est là que l'homme respire le plus longtemps d'une manière continue. Ces chambres, ainsi que les autres pièces qu'occupent les malades ou les convalescents, doivent être constamment maintenues à la température de quinze degrés du thermomètre centigrade.

Parmi les autres innovations qu'il faudrait introduire dans le régime de toute maison de santé, je signalerai les suivantes :

1° Une étable où des vaches saines, paissant librement dans les champs d'alentour, fourniraient un lait parfaitement pur et tel qu'on n'en trouverait peut-être pas chez aucun des nourrisseurs des environs de Paris. Cette étable serait disposée de telle façon que les phthisiques pourraient en respirer librement l'air que des praticiens célèbres ont considéré comme un moyen souverain pour faire avorter le développement des tubercules.

2° Une salle spécialement destinée à l'emploi de la méthode que j'ai appelée *empnoïque* (d'un mot grec signifiant inhalation), c'est-à-dire à l'inhalation ou à l'inspiration des vapeurs médicamenteuses. Cette seule innovation suffirait pour distinguer ce nouvel établissement sanitaire de toutes les autres maisons de santé jusqu'à présent connues.

Lait.

C'est de tous les liquides, celui qui est le plus souvent employé comme aliment, surtout dans les deux extrêmes de l'âge. Malheureusement, c'est aussi un des aliments le plus souvent sophistiqués, surtout dans les grandes villes comme Paris et Londres. Pour en enlever l'acide lactique (qui constitue le lait aigre), on y ajoute de la chaux; c'est la fraude la plus commune et la plus préjudiciáble à la santé. Pour le rendre épais et crémeux, on y mêle, non pas, comme on l'a dit, de la cervelle de veau, de mouton ou même de cheval; mais de la fécule de pommes de terre ou de haricots; du moins, cette fraude ne porte pas préjudice à la santé du consommateur. Mais, de toutes ces sortes de lait, le plus nuisible, peut-être, c'est celui qui est fourni par des vaches phthisiques. Quoi qu'on en ait dit, je suis convaincu qu'un usage prolongé de ce lait peut finir par altérer profondément la santé du consommateur et déterminer même la formation de tubercules dans les poumons.

CHAPITRE XII

DE L'ACTION DE L'AIR ET DES ALIMENTS SUR L'ORGANISME.

Je ne saurais trop insister sur le rôle essentiel du sang dans l'organisme; c'est par ses éléments que se produisent l'accroissement du corps, le développement de ses organes, la reproduction de l'espèce; lorsque, au contraire, les principes en sont viciés par une cause quelconque, des maladies se déclarent dans toute l'économie et portent, dans toutes ses parties, des troubles graves, la désorganisation, et enfin, la mort.

J'ai décrit les fonctions du poumon; j'ai expliqué par quel mécanisme si simple, et, cependant, si admirable, l'acte de la respiration et celui de la nutrition s'accomplissent; il me reste à déterminer le rôle que l'air et les aliments jouent dans l'organisme.

Le sang est un composé de petits globules ou disques circulaires rougeâtres, nageant dans un liquide jaunâtre ou à peine coloré de sérum. C'est à ces globules que le sang doit sa couleur. Les globules d'un rouge foncé à leur entrée dans le poumon, y deviennent d'un rouge écarlate. C'est par une absorption d'oxigène que s'effectue ce changement de nuance; la conservation des fonctions vitales est due à cette modification profonde.

L'air atmosphérique se compose, dans ses parties essentielles, d'oxigène, d'azote, d'une petite quantité d'acide carbonique et d'ammoniaque, de quelques gaz combustibles et d'un peu d'humidité.

L'air exhalé, dans la respiration, présente une composition fort différente; ainsi, sur 100 volumes d'air exhalé, on trouve de 3 1[2 à 5 volumes d'acide carbonique et de 16 1[2 à 15 volumes d'oxigène.

Dans son contact avec le sang des poumons, l'air, par conséquent, perd une partie de son oxygène, tandis que la proportion de l'acide carbonique y devient plus de cent fois plus forte.

Pour que ce phénomène se produise, il faut donc qu'une partie de l'oxygène se fixe sur le sang, et que, à sa place, l'air reçoive de l'acide carbonique en quantité un peu plus faible.

Ainsi s'explique le changement de couleur qui accompagne la transformation du sang veineux en sang artériel.

D'après les expériences de **M. Magnus**, on a tout lieu de croire que la quantité d'oxygène qui passe dans le sang est en relation directe avec l'accroissement ou la diminution de la proportion de l'acide carbonique exhalé. Si donc l'air extérieur contient une quantité normale d'oxygène, il s'opérera un déplacement de gaz carbonique et une fixation de gaz oxygène, tandis que si l'air renferme un excès d'acide carbonique, l'oxygène, au contraire, sera déplacé.

De ces faits, on peut conclure que le sang artériel représente un courant d'oxygène qui, en circulant dans tous les vaisseaux du corps, détermine la formation de divers produits de combustion, parmi lesquels se trouve l'acide carbonique.

Les globules du sang sont les agents de transports communs aux deux gaz : ils fixent l'oxygène de l'air dans le poumon, comme ils fixent dans la circulation l'acide carbonique produit. Ces globules ne sauraient, par conséquent, absorber plus d'oxygène qu'ils n'ont dégagé d'acide carbonique.

Pour que la formation du sang s'opère rapidement et d'une manière complète, il faut donc, nécessairement, que l'acide carbonique ne soit pas en excès dans l'air; car, dès que l'air à respirer présente la même composition que l'air exhalé, les conditions de la respiration ne sont plus remplies.

Comme on le voit, la santé et même la vie dépendent de la composition de l'air atmosphérique ; on peut avancer même que, lorsque sa composition change d'une manière quelconque, il en résulte aussitôt un dérangement de toutes les fonctions vitales.

Beaucoup de maladies chroniques, et peut-être la plupart, n'ont pas d'autre cause.

Un séjour prolongé dans des contrées basses où l'air ne se renouvelle pas, dans des endroits humides où des matières organiques, en se pourrissant, produisent de l'acide carbonique, ou, enfin, une atmosphère à la fois très-chaude et saturée d'humidité, suffit, ordinairement, pour produire ces terribles affections ; aussi les médecins, qui savent quelle action bienfaisante un air pur exerce sur les malades qui en sont atteints, s'empressent-ils de les arracher à ces lieux maudits qui, comme les marais Pontins, exhalent la mort.

Si le changement d'air, ou plutôt de climat, ne produit pas toujours les heureux effets que le malade en attend, cela tient à plusieurs causes : d'abord, à ce que les médecins ne l'ordonnent qu'à la dernière extrémité et lorsqu'ils ne savent plus quoi faire, et, ensuite, à ce que, se reposant sur la nature, ils ne s'attachent pas, lorsqu'ils le prescrivent, à détruire les germes de l'affection par une médication rationnelle.

Sans doute, il est des lieux privilégiés dont le

climat béni arrête ces maladies dans leur développement; mais parce que, sous leur douce influence, le mal cesse son action mortelle, s'ensuit-il que les principes de ce mal disparaissent? Hélas! l'expérience a trop souvent prouvé le contraire.

L'air que nous respirons doit être pur; c'est là une des conditions premières de notre existence.

Pour ne pas avoir toujours une des conséquences mortelles, un air délétère n'en est pas moins pernicieux à notre santé. Il suffit de la présence dans l'air de un centième seulement d'acide carbonique pour causer une indisposition très-sensible. Aussi ne saurais-je trop recommander à mes lecteurs d'éloigner de leur chambre à coucher les plantes qui absorbent la nuit de l'oxygène et exhalent de l'acide carbonique, de fuir les lieux fermés où brûlent beaucoup de lumières; de ménager, enfin, dans leurs appartements, une ventilation bien entendue, qui, en renouvelant l'air, entraîne au dehors l'acide carbonique exhalé dans la respiration.

Ainsi, un air pur est indispensable à notre organisation.

Mais si, sans l'oxygène de l'atmosphère, le sang, manquant d'acide carbonique et d'eau, cesse de produire assez de chaleur pour que les fonctions de la vie s'accomplissent, il faut encore, pour que ces fonctions se maintiennent dans toute leur harmonie, que le sang, dont elles dépendent, reçoive, sous une forme propre à la sanguification, les éléments qui le constituent en quantité suffisante pour remplacer les parties organisées qui ont été consommées ou évacuées.

Les aliments renferment tous les éléments du sang; on peut dire qu'ils ne sont pas moins indispensables à notre existence que l'air que nous respirons.

D'après Liebitz, le sang renferme 78 à 80 pour 100 d'eau et 20 à 21 pour 100 de parties solides ; sur ces 20 à 21 dernières parties, 1 1/4 à 1 1/2 sont incombustibles ou restent à l'état de cendres, après la combustion. Le caillot contient les globules qui renferment, en outre, la partie essentielle du sérum, l'albumine, qui se coagule par la chaleur comme le blanc d'œuf. La moitié des principes incombustibles du sang se compose de sel marin. Outre ce sel, le sang contient, soit en dissolution dans le sérum, soit en combinaison chimique avec ses principes combustibles, de la chaux, de la magnésie, de la potasse, de la soude, de l'acide phosphorique et de l'acide carbonique. Les cendres du sang se composent, déduction faite du sel marin, de 17 à 20 centièmes d'oxyde de fer. Le sang renferme, enfin, quelques matières grasses, parmi lesquelles plusieurs diffèrent, par leurs caractères, des graisses ordinaires.

Telle est la composition chimique du sang. L'albumine qui renferme pour 1 équivalent d'azote, 8 équivalents de carbone, peut en être considérée comme la partie constitutive ; on peut dire même que, dans tout le règne organisé, les fonctions vitales dépendent de la présence de l'albumine du sang, puisque l'accroissement du corps, la production et la reproduction de tous les organes sont déterminés par cette substance, puisque d'ailleurs elle entre dans la composition du cerveau, des nerfs, du foie, des reins, de la rate et de toutes les glandes.

L'existence de ce principe dans le sang peut donc être considérée comme intimement liée à la conservation de la vie.

Or, puisque l'albumine renferme tous les éléments des parties de l'organisme, les matières, contenant de l'albumine ou une substance capable de se convertir en albumine, seront des aliments d'autant meilleurs qu'ils se rapprochent davantage des caractères propres de cette substance.

A ce point de vue, la viande, la plus nourrissante des substances alimentaires, est l'aliment **par excellence**.

La viande renferme, comme partie essentielle, la fibre musculaire ou fibrine, dont la proportion s'élève à environ 70 centièmes du poids de la viande sèche, exempte de graisse ; d'après cela la chair, par la fibrine qu'elle renferme, présente une des conditions de la sanguification : cette fibrine se dissout dans la digestion, devient liquide et peut ainsi se convertir en sang. En résumé, la fibrine de la chair n'est autre chose, sous le rapport de la composition, que de l'albumine du sang, c'est-à-dire que le carbone, l'azote et le soufre s'y trouvent dans des proportions identiques.

Le lait, cet important aliment préparé par la nature pour le nourrisson, contient aussi une substance, la caséine, qui, sauf une proportion moindre de soùfre, se compose chimiquement des mêmes éléments que l'albumine et la fibrine.

Les végétaux, dont ni la forme ni les caractères ne présentent la moindre ressemblance avec ceux de la chair, ou du lait, les végétaux que les herbivores tranforment en sang renferment également certains principes qui ont identiquement la composition de l'albumine, de telle sorte que l'herbivore, en mangeant, digère des substances propres à l'entretien de la vie chez les carnivores.

Les principes végétaux dont nous parlons se rencontrent surtout en abondance dans la graine des céréales, dans les pois, les lentilles, les haricots, dans les racines et dans le suc de nos légumes ; on les rencontre d'ailleurs dans toutes les plantes.

On les distingue entre eux aux caractères suivants; l'un, le gluten, insoluble dans l'eau, a des propriétés gluantes qu'il doit à un corps gras qui s'y trouve mélangé en petite quantité; l'autre, qui ne se dépose que si les sucs sont portés à l'ébullition, forme un coagulum impossible à distinguer du corps, qui se sépare par l'ébullition du sérum du sang ; le troisième enfin, qui se trouve dans les cotylédons des plantes, s'extrait, par l'eau froide, de la farine, de ces plantes et se distingue du précédent en ce que sa dissolution n'est point coagulée par la chaleur.

L'identité que ces trois principes ont avec la fibrine de la chair, l'albumine du sang et la caséine du lait, a fait qu'on a cru pouvoir leur donner les mêmes qualifications; nous avons donc la fibrine, l'albumine et la caséine végétales, comme nous avons la fibrine, l'albumine et la caséine animales.

On a donné le nom d'aliments plastiques à ces substances, parce qu'elles sont les seules, tant dans le règne végétal que dans le règne animal, qui puissent produire, dans la nutrition, les parties essentielles du sang et des organes des animaux.

L'albumine du sang doit être aussi considérée comme un aliment plastique, parce qu'elle fait partie du corps des animaux et qu'elle contribue ainsi à l'acte de la nutrition.

L'eau et la graisse qui prennent la forme des organes dont elles remplissent les pores, n'ont jamais une forme propre et ne comptent donc pas parmi les parties plastiques de l'organisme ni des aliments.

Enfin, à part les parties plastiques qui donnent naissance au sang et aux organes, les aliments de tous les animaux contiennent toujours, en certaine proportion, des substances exemptes d'azote et de soufre, comme le sucre de lait, le sucre de raisin, l'amidon, la dextrine, la graisse , qui servent à préserver les organes et à maintenir la température du corps par la combinaison de leurs éléments avec l'oxygène.

On peut dire que si les principes plastiques des aliments conservent les organes et entretiennent la production de la force, les principes non azotés entretiennent la respiration et, conséquemment, la chaleur.

Ainsi, la nature, dans son admirable prévoyance, a mis dans les aliments des substances qui, en se combinant entre elles, concourent toutes à l'harmonie des fonctions vitales, les unes en rendant à l'économie les forces dépensées, les autres en lui restituant la chaleur perdue !

Mais, pour que les aliments plastiques, comme les aliments de respiration, remplissent leurs fonctions organiques, il faut qu'ils soient rendus aptes à entretenir la vie par la présence de matières qui, avant de devenir parties intégrantes du sang, entrent dans la composition des aliments.

De nombreuses expériences chimiques et physiologiques ont permis de constater en effet, que les aliments présentaient dans des rapports convenables, certaines parties incombustibles, indispensables à l'accomplissement des fonctions nutritives.

Les parties incombustibles du sang sont formées, à part les substances accidentelles et variables, de certaines quantités d'acide phosphorique, d'alcalis, de terres alcalines, d'oxyde de fer et de sel marin ; elles sont de nature et de caractères identiques.

Tous ces corps sont indispensables à l'assimilation des aliments dans la vie; toutes les matières éminemment nutritives doivent les contenir dans les proportions qui conviennent à la production du sang.

Ils jouent dans l'économie un rôle considérable. Ainsi, l'alcali libre maintient à l'état liquide les parties essentielles du sang, en empêchant la coagulation de l'albumine : il intervient dans les fonctions de respiration et de sécrétion; l'acide phosphorique entre dans la composition de toutes les parties organiques du corps : le sel marin est le médiateur et même le mobile de certaines actions organiques; les terres alcalines, l'oxyde de fer forment, enfin, des composés que l'économie retient ou rejette.

En résumé, les fonctions vitales dépendent de l'air et des aliments: l'oxygène que la respiration introduit dans l'économie, brûle les parties combustibles des aliments, et ceux-ci donnent à l'organisation la chaleur et la force.

Je terminerai en disant que si, généralement, l'homme a pour se guider dans le choix et dans le mélange de ses aliments un instinct infaillible, basé sur une loi naturelle dont la mission de la science est de nous donner conscience, le médecin expérimenté n'en doit pas moins la guérison de beaucoup de maladies à un régime bien entendu, à un choix raisonné des aliments.

On conçoit donc de quelle importance est pour le médecin la connaissance approfondie des sciences chimiques et physiques, puisque c'est par cette connaissance, c'est-à-dire en donnant au sang les principes constitutifs qui lui sont nécessaires, qu'il peut arriver à maintenir ou à rétablir l'équilibre dans les fonctions vitales.

Et, cependant, la plupart des praticiens, même les plus distingués, ignorent les premiers éléments de ces sciences, sans lesquelles la guérison du plus grand nombre des maladies chroniques devient impossible.

CHAPITRE XIII.

DES TEMPÉRAMENTS CONSIDÉRÉS SOUS LE RAPPORT DE
LEUR INFLUENCE SUR LA MARCHE ET LE TRAITEMENT
DES MALADIES DE POITRINE, ETC.

Constitution.

Je ne parlerai pas ici des différentes espèces de
tempéraments, dont le nombre varie suivant les
auteurs; on trouvera à cet égard tous les détails
nécessaires dans les traités de physiologie. Mais
j'indiquerai, en peu de mots, surtout les conditions
hygiéniques et médicamenteuses qui conviennent à
chacun des tempéraments; c'est là un sujet bien
moins connu et moins étudié, malgré toute son
importance.

Les tempéraments sont l'écueil, en même temps
que le flambeau de la pratique médicale. Ce sont

eux qui impriment à chaque maladie un cachet spécial qui fait qu'il faut varier le traitement, suivant les individus. Il n'y a que l'empirisme ou la médecine exclusivement systématique, qui traite toujours de la même manière des maladies de même siége ou du même nom.

Quelles que soient les dispositions individuelles, la succession des âges modifie beaucoup le tempérament : le lymphatique prédomine dans l'enfance, le sanguin dans la jeunesse, le nerveux et le bilieux dans l'âge mûr, et la vieillesse ramène souvent celui de l'enfance.

Le tempérament *pituiteux* ou *lymphatique* est caractérisé par la bouffissure du corps et la mollesse des chairs. Ce tempérament est très-commun dans les pays humides, froids ; parmi les gens mal logés, mal nourris, mal vêtus. Il prédispose aux affections scrofuleuses et rachitiques ; à l'obésité, aux hydropisies, aux maladies muqueuses, catarrhales et à la phthisie tuberculeuse. L'hygiène des personnes lymphatiques doit consister dans l'habitation d'un lieu tempéré, éclairé et aéré ; en aliments nutritifs, en boissons stimulantes, en infusions amères, aromatiques, en vin pur ; on doit y ajouter l'exercice du corps et de l'esprit, un sommeil modéré, des vêtements chauds. Le tempérament lymphatique contre-indique généralement la saignée dans les maladies dont la marche est souvent toute une tendance à l'état chronique.

Le tempérament *sanguin* se reconnaît à la fraîcheur et à la [belle coloration des chairs. Les personnes douées de ce tempérament sont plus exposées que les autres aux fluxions de poitrine, aux rhumatismes, aux maladies de cœur, aux hémorrhagies et à beaucoup de phlegmasies. En voici les règles hygiéniques : usage très-sobre de vin et d'autres liqueurs alcooliques; exercice suffisant, sans excès; modération dans les plaisirs vénériens. Aux approches du printemps, il leur est souvent salutaire de diminuer encore ce régime, de se priver de stimulants, de prendre quelques verres par jour d'une boisson mucilagineuse ou acidulée, pour prévenir des inflammations, des hémorrhagies ou le besoin d'une saignée.

Le tempérament *bilieux* se distingue au physique par le teint brun, des chairs fermes et des formes rudes, avec un embonpoint médiocre; au moral, par l'énergie, la fermeté et la tenacité du caractère. Les individus de ce tempérament sont surtout disposés aux troubles de la digestion, aux embarras gastriques et intestinaux, ou affections dites bilieuses. La saison des chaleurs, les aliments crus, indigestes, trop abondants, leur sont contraires. On traite les maladies de bilieux par la diète, les boissons acidulées ou laxatives, les lavements simples, quelquefois par les purgatifs et les émétiques. De même que chez les sanguins, la crise a souvent lieu par des hémorragies; aussi, chez les bilieux, les maladies se résolvent-elles fréquemment par le vomissement et les selles.

Le tempérament *nerveux* se révèle plutôt par le caractère moral que par les traits physiques. On remarque chez les nerveux une sensibilité exquise qui multiplie pour eux les jouissances ou les peines de la vie, de plus un penchant irrésistible pour les sciences, les lettres et les beaux-arts.

Il est inutile de dire que le tempérament nerveux dispose aux maladies nerveuses ou mentales. Les professions ont sur son développement l'influence la plus manifeste. Il est rare qu'il ne devienne pas sensible chez les hommes adonnés aux travaux de l'esprit, tandis que les occupations corporelles l'éloignent.

L'hygiène du tempérament nerveux doit tendre à maintenir ou à ramener dans de saines limites la sensibilité vive et l'activité intellectuelle. L'exercice du moral est le premier objet à régler. L'individu nerveux s'accommode mal des saisons et des climats froids et chauds et moins encore des temps d'orage.

Il faut à ce tempérament une atmosphère tempérée, des aliments doux, des boissons légères, un sommeil assez prolongé et, surtout, de la gymnastique qui est le plus puissant correctif de l'exaltation de la sensibilité. Les bains tièdes le calment aussi momentanément; mais il ne faut pas en abuser : ils l'affaiblissent et le rendent trop impressionnable aux températures atmosphériques. Les bains froids et surtout la natation dans le courant d'une rivière sont bien plus préférables.

Ces quatre tempéraments généraux se rencontrent rarement avec les caractères constants qu'on leur assigne; ils sont le plus souvent combinés entre eux; de là les dénominations de tempéraments *nervoso-lymphatique, bilioso-nerveux, bilioso-sanguin, nervoso-sanguin*. A cela vient s'ajouter l'idiosyncrasie des individus. Celui-ci joint aux caractères de tel ou tel tempérament, une susceptibilité de l'estomac; cet autre, des intestins, de la vessie, des organes génitaux, des poumons, du cerveau; l'un est disposé à l'apoplexie, l'autre à la phthisie, etc.

Tous ces éléments constitutionnels méritent d'entrer en ligne de compte dans la considération des tempéraments, et le médecin ne devra en négliger aucun s'il veut pouvoir traiter, avec quelques chances de guérison, les maladies diverses auxquelles ils sont plus généralement enclins.

CHAPITRE XIV

DU CATARRHE.

Le nom de *catarrhe* vient de deux mots grecs dont l'un signifie : de haut en bas, et l'autre : je coule. A cette étymologie se rattache l'hypothèse admise par les anciens, que, dans le catarrhe, le liquide secrété par les membranes muqueuses coulait de la partie supérieure à la partie inférieure, du cerveau dans le pharynx et les voies respiratoires. Schneider a le premier démontré, en 1660, que cette hypothèse reposait s ur une erreur; il prouva, par des faits anatomiques, que le liquide catarrhal provient du sang et non du cerveau, que les écoulements qui se font par les forces nasales, etc., ne pouvaient dériver du cerveau, et que leur véritable source est dans la membrane muqueuse qui tapisse les voies aériennes.

Nature et siége de la maladie.

Les médecins ne sont pas encore d'accord entre eux sur la véritable nature du catarrhe. Est-ce une maladie toujours inflammatoire, ou est-ce, comme le croyaient les anciens, une simple augmentation de la sécrétion muqueuse, ne différant du travail physiologique que par son degré d'activité ?

Les partisans exclusifs de l'école de Brown et de Broussais n'hésitent pas à considérer le catarrhe, dans tous les cas, comme une véritable phlegmasie ou inflammation de la muqueuse, ayant pour résultat une supersécrétion de fluide. D'autres médecins, au contraire, discutant sagement et adoptant avec réserve les réformes introduites dans l'art de guérir par la doctrine physiologique, pensent qu'il ne faut point être exclusif dans ses jugements, et que le catarrhe, dans certains cas, peut être l'effet d'une augmentation morbide de sécrétion, sans que cette augmentation soit nécessairement précédée ou accompagnée d'une phlegmasie de la membrane muqueuse ou d'une altération de sa texture, telle que la détermine toute inflammation.

M. Roche donne le nom d'*hyperdiacrisies* (d'un mot grec : *super*, et d'un autre mot : *secerno)* à cette augmentation morbide du tissu muqueux. Suivant ce praticien distingué, toutes les sécrétions muqueuses, séreuses, glandulaires, etc., sont susceptibles d'un accroisse-

ment insolite qui peut s'élever à l'état morbide.
« Tantôt, dit-il, et c'est le cas le plus ordinaire, cet
accroissement de sécrétion n'est que le symptôme
d'une autre maladie, et n'a par conséquent d'importance que comme élément de diagnostic; tantôt, au
contraire, il constitue par lui-même un véritable état
morbide, indépendant de toute autre affection, et qui
mérite une étude spéciale. »

L'opinion qui admet l'existence de certains catarrhes comme autant de maladies particulières, indépendamment de tout état phlegmasique local, est
consacrée par l'autorité de M. Andral. Voici comment
s'exprime à ce sujet le célèbre professeur de l'Ecole
de Paris :

« Il est une grande classe de maladies que les
anciens nosographes ont désignées sous le nom de
catarrhes, et qu'ils distinguaient avec soin des
maladies inflammatoires. Produites particulièrement
chez les individus d'une constitution molle et lymphatique, régnant surtout dans les pays humides et
froids, ces maladies étaient spécialement caractérisées par un excès de sécrétion des membranes
muqueuses, avec ou sans mouvement fébrile. Le
traitement consistait à modifier la sécrétion par les
substances aromatiques, les amers, les purgatifs et
les révulsifs cutanés; on n'employait qu'accidentellement la saignée, les boissons purement émollientes
étaient proscrites. Regardés maintenant comme de

simples résultats d'un travail phlegmasique, les flux muqueux ont cessé d'être classés et décrits comme des affections distinctes de phlegmasies des membranes muqueuses, et, ici encore, l'on a été beaucoup trop loin en théorie. L'on peut concevoir, en effet, une augmentation accidentelle dans la sécrétion des follicules muqueux, sans qu'ils soient le siége d'un travail d'hyperhémie active; de même qu'on voit sans cesse, sous l'influence de causes nombreuses, l'urine être sécrétée plus abondamment que de coutume, sans qu'il y ait néphrite. En accordant que dans tout flux muqueux, il y ait irritation antécédente, ce qui, dans bien des cas, est plutôt supposé que démontré, toujours faudra-t-il convenir que c'est là un mode spécial d'irritation; car, après la mort, cette irritation ne se manifeste par aucune lésion appréciable; maintes fois, par exemple, surtout chez les enfants, j'ai trouvé la membrane muqueuse intestinale parfaitement blanche et ayant sa consistance et son épaisseur anormale dans des cas de diarrhées muqueuses, soit récentes, soit anciennes. Je n'ai pas trouvé plus de lésions dans des membranes muqueuses, bronchites d'individus atteints de catarrhe pulmonaire chronique. De plus, on ne peut nier que plusieurs de ces flux muqueux ne soient traités avec les plus grands succès, par diverses substances plus ou moins stimulantes... (1)

(1) *Précis d'Anatomie pathologique*, tom. Iᵉʳ, p. 342.

M. Andral s'appuie sur ces considérations pour établir, sous le nom de *flux* (catarrhes), une classe de maladies dans lesquelles l'écoulement d'un liquide à l'extérieur est le phénomène le plus saillant, celui autour duquel se groupent tous les autres, et contre lequel doit être spécialement dirigée sa thérapeutique· De là, on applique le nom de *catarrhe* au flux qui a plus particulièrement son siége sur la membrane muqueuse des voies aériennes (fosses nasales, larynx, tranchée-artère, bronches); et le nom de *bronchite* convient davantage à la phlegmasie ou inflammation de cette même muqueuse des voies aériennes.

Voilà la distinction principale qu'il faut établir entre deux maladies si souvent confondues ensemble, le catarrhe et la bronchite : l'une et l'autre ont pour siége la muqueuse des voies aériennes ; mais, quant à la nature de la première, elle est le résultat d'une supersécrétion, sans travail phlegmasique préalable ou concomitant, tandis que la dernière est toujours le résultat d'un phlogose ou inflammation.

Mais cette distinction, excellente en théorie, n'est pas toujours réalisable en pratique. En effet, il n'est pas facile de décider dans tous les cas, si nous avons à faire à une phlegmasie ou à une simple augmentation d'exhalation *(hyperdiacrinie* ou *hyper-crinie)*. Nous admettons donc que le catarrhe a pour signe fondamental et pathognomonique un écoulement muqueux morbide, mais que cet écoulement peut être, suivant le travail qui le fournit, *inflammatoire* ou non *inflammatoire ;* de là les *phlegmasies* et les *hyperdiacrisies catarrhales.* Le signe de démarcation, qui sépare théoriquement le catarrhe de la bronchite, s'efface donc devant la pratique.

Causes.

L'affection catarrhale inflammatoire est plus fréquente que l'affection catarrhale non inflammatoire. Nous allons, d'abord, exposer les causes de la première. Au nombre des conditions individuelles qui y prédisposent, on compte les constitutions faibles, lymphatiques, une vie molle et sédentaire, l'abus des précautions propres à garantir la peau de l'impression des agents atmosphériques; car les organes sont de là rendus plus sensibles aux moindres variations de la température. « Les personnes qui abusent ainsi des précautions hygiéniques, s'enrhument, dit Laennec, au coin de leur feu ou dans leur lit, beaucoup plus souvent que ne le font les ouvriers qui travaillent en plein air. » — On regarde aussi comme causes prédisposantes, la vieillesse et l'enfance, principalement à l'époque de la dentition. Dans les hôpitaux des enfants, le catarrhe inflammatoire est, suivant Blache et Chomel, si commun, qu'on pourrait le considérer comme endémique. MM. Louis et Rafz ont constaté que les femmes y sont moins sujettes que les hommes.

Ce fait semble être en opposition avec ce qui vient d'être dit relativement à la susceptibilité plus grande des constitutions faibles. Mais les hommes sont exposés à des causes de catarrhe bien plus nombreuses que les femmes et, parmi ceux-là, il y en a qui sont loin d'avoir une constitution forte. Les tubercules pulmonaires, les maladies de cœur occasionnent souvent et entretiennent toujours le catarrhe. La convalescence de maladies de longue durée rend les individus très-susceptibles de contracter le catarrhe. On a diversement apprécié l'influence des professions qui plongent les individus qui les exercent, dans un atmosphère de poussière (boulangers, pelletiers, plâtriers, mâtelassiers, etc.) Leur influence sur la production de la maladie qui nous occupe, n'a pas encore été déterminée. Quelques médecins admettent, en outre, une disposition naturelle qui fait que certaines personnes sont prises de catarrhes pour les causes les plus légères. Les saisons les plus favorables au développement du catarrhe inflammatoire sont l'hiver, puis l'automne et le printemps. La fréquence de cette maladie dans les deux dernières saisons, s'explique par les variations brusques de température et par le passage rapide d'un temps humide à un temps sec et *vice versâ*. C'est sans doute pour la même raison que les catarrhes, en général, sont plus communs dans les climats tempérés que dans les climats extrêmes du nord et du midi. L'impression subite du froid est donc une des causes occasionnelles des plus fréquentes des rhumes et des catarrhes. Le corps étant en sueur se trouve dans les circonstances les plus favorables à leur développement. C'est en vain que Laennec a essayé de contester l'action du passage brusque du chaud au froid, sur la production des rhumes et des catarrhes ; cette action est évidente pour tout le monde. On range au nombre des causes déterminantes de ces maladies, le contact immédiat sur la muqueuse bronchique d'un air rendu irritant par la présence du chlore, et de l'ammoniaque, du gaz nitreux, de l'hydrogène sélénié, etc.; puis, les efforts de voix, la déclamation prolongée, la présence d'un corps étranger, etc. Suivant Laennec, les rhumes dus à ce dernier ordre de causes, ont en général moins de durée et d'intensité que les autres. Les affections exanthématiques, particulièrement la rougeole, sont accompagnées de catarrhes plus ou moins graves.

Quant au catarrhe non inflammatoire *(hyperdia-crisie)*, il a le plus souvent pour cause une excitation directe et trop faible pour produire l'inflammation, ou même la présence de cette dernière, qui, après s'être graduellement affaiblie, se trouve à la fin remplacée par une irritation purement sécrétoire ; enfin la ré-sorption de certains épanchements séreux ou la cessation de quelque autre travail morbide, auquel il sert comme de crise. Toutes ces circonstances sont communes à l'hypercrinie de tous les organes sécréteurs ; celles qui agissent plus spécialement sur les muqueuses sont l'application du froid humide sur la peau, en raison de la grande sympathie qui existe entre les téguments internes, et les nombreuses stimulations auxquelles elles sont exposées, à cause même de leurs fonctions.

Les affections catarrhales revêtent quelquefois le caractère épidémique. Les épidémies qui ont pour symptôme saillant l'affection de l'une des muqueuses forment encore un groupe d'affections, qui diffère des deux espèces de catarrhes établis par la cause épidémique, par le concours et la complication de beaucoup d'autres symptômes. Tout annonce que cette cause agit sur l'ensemble de l'organisme, en même temps qu'elle se localise d'une manière plus particulière, en donnant lieu soit au catarrhe inflammatoire, soit au catarrhe non inflammatoire. Les fièvres et les diarrhées muqueuses épidémiques n'ont souvent pas d'autre caractère. M. Littré a signalé à ce propos, avec raison, l'extension abusive que l'on a donnée au sens du mot catarrhe, lorsque, guidé par la seule analogie que l'on avait cru constater entre les causes de ces épidémies et celles d'autres épidémies et exemptes de tout écoulement muqueux, on a considéré celle-ci comme étant néanmoins de nature catarrhale. Il est évident, qu'on a fait alors du catarrhe une abstraction, de telle sorte que ce n'était plus un flux ni même une affection des membranes muqueuses, mais une cause qui déterminerait une série très-variée de phénomènes.

Enfin, pour étudier scientifiquement l'étiologie des catarrhes, il faut, selon moi, préalablement connaître les fonctions physiologiques du système cutané tant externe qu'interne, c'est-à-dire de la peau et de la muqueuse. Celui-ci, en tant que la continuation de la première, doit sa différence d'aspect, de texture, etc., à l'absence des agents physiques, qui, tels que l'air, la lumière, etc., font sans cesse sentir leur action sur le système cutané externe. La peau est, ainsi que l'ont démontré les physiologistes, le siége non-seulement de la transpiration sensible ou insensible, mais encore d'une véritable respiration. La peau absorbe de l'oxygène et exhale de l'acide carbonique, absolument comme les poumons. Aussi les plaies, les brûlures, etc., qui entament et détruisent le tissu cutané dans une grande étendue, sont-elles extrêmement graves et souvent mortelles. C'est que le corps se trouve par là privé d'une surface qui remplit une des fonctions les plus importantes de la vie. On comprend donc que si la fonction de la peau se trouve entravée par de certaines conditions atmosphériques, froid, humidité, etc., la muqueuse, ou, comme on l'a appelée, la *peau rentrée*, doit s'en ressentir presque immédiatement. Si le produit de l'exhalation normale de la peau est en moins, le produit de l'exhalation morbide de la peau sera en plus. Cela est si vrai que, pendant la

saison chaude et sèche, c'est-à-dire à l'époque où la
fonction exhalatoire de la peau est au *maximun*
d'activité, en rendant des sueurs abondantes, la fonction sécrétoire des muqueuses est à son *minimum*
d'activité et réciproquement (1). C'est à ce moment
aussi que les maladies de la peau sont aussi fréquentes
que les maladies des muqueuses, catarrhes, bronchite,
etc., sont rares; ce qui vient à l'appui du principe
que les maladies d'un organe sont en raison de
l'exercice auquel cet organe est soumis.

En résumé, je ne saurais assez vivement insister
sur ce grand principe sur lequel repose, selon moi,
toute la médecine: toutes les fonctions sont solidaires;
plusieurs d'entre elles sont complémentaires l'une de
l'autre; tel est le cas de la fonction de la peau et de
celle des muqueuses.

Symptômes.

Le catarrhe léger s'annonce par un faible enrouement, qui ne tarde pas à être suivi d'un peu de
toux d'abord sèche, puis humide. Cette toux est à
peine douloureuse, ou accompagnée d'une sensation

(1) Cet effet se manifeste même sur la muqueuse de l'estomac ; car
le besoin de manger et de digérer est bien moins impérieux en été et
dans les pays du midi, qu'en hiver et dans les pays du nord. En
hiver, l'abondance des urines qu'on excrète supplée à la faiblesse de
la transpiration cutanée.

de chaleur et de sécheresse plutôt désagréable que pénible derrière le sternum. Les crachats sont grisâtres ou spumeux. Il y a un peu de malaise général et de courbature. Cependant, l'appétit se conserve ou est à peine diminué; la langue est tantôt nette, tantôt couverte d'un enduit léger, le pouls normal ou à peine accéléré, la soif nulle. Ces phénomènes se dissipent au bout d'un petit nombre de jours; mais la toux persiste quelquefois avec une expectoration muqueuse, peu abondante, pendant deux ou trois semaines. Tels sont les symptômes du catarrhe léger.

Le catarrhe intense, franchement inflammatoire *(catarrhe aigu)*, s'annonce par des frissons, par de la céphalalgie frontale (maux de tête qui se font sentir dans la région du front), mais surtout par l'endolorissement des muscles de cou, avec une sensation de fatigue et de brisement dans les membres. Le pouls est plus accéléré qu'à l'état normal; il y a un mouvement fébrile plus ou moins intense. L'odorat est affaibli ou nul, et les narines sont plus ou moins obstruées par le gonflement inflammatoire de la muqueuse. Il y a du larmoiement; les yeux ou plutôt la conjonctive qui tapisse la cornée, sont rouges. Ce symptôme s'explique parce que l'inflammation de la conjonctive se propage à la muqueuse du sac lacrymal, avec laquelle la conjonctive communique au niveau de l'ouverture du canal lacrymal.

Au bout de quelques jours, lorsque l'obstruction des fosses nasales diminue, il survient de l'enrouement, de la chaleur, de la sécheresse, un peu de douleur à la gorge, avec un picotement qui détermine quelques secousses de toux. La muqueuse pulmonaire ne tarde pas à être envahie; il se déclare alors une série de symptômes que nous allons examiner.

La douleur, ordinairement médiocre, siége derrière le sternum et l'appendice xyphoïque (bas du sternum); le plus souvent, c'est un chatouillement pénible qui augmente par les quintes de toux. Quand le catarrhe inflammatoire est plus intense, la douleur devient plus vive et même assez violente dans les diverses parties de la poitrine. La muqueuse devient quelquefois si sensible, que le malade y perçoit l'impression du moindre froid humide.

Laennec a observé que les crachats, lorsqu'ils sont volumineux, laissent, après l'expectoration, une sensation de douleur sourde à la racine des bronches. Lorsque les quintes de toux se succèdent rapidement et qu'elles sont laborieuses, on remarque encore une autre douleur particulière le long des attaches du diaphragme, aux côtes ou à la partie supérieure des muscles abdominaux.

La toux est l'un des symptômes les plus constants du catarrhe inflammatoire (bronchite aiguë); elle exaspère tous les symptômes concomitants; par ses secousses réitérées (quintes), elle provoque et réveille les douleurs qui s'étaient calmées. Au moment où la toux se déclare, le mal de tête redouble, la face rougit, les yeux s'injectent, le sang semble se porter violemment vers la tête. Chez les enfants, où les sympathies du système nerveux sont plus excitables, il n'est pas rare de voir la toux être accompagnée de nausées, de vomituritions et de véritables vomissements. Ces vomissements mettent ordinairement fin à la quinte. C'est principalement au début de la maladie, pendant la période d'augmentation, que la toux est douloureuse et fréquente. A une époque plus avancée, elle devient plus supportable; mais elle ne cesse qu'avec la disparition de la maladie elle-même, dont elle est, pour ainsi dire, le satellite inséparable. Elle se manifeste particulièrement le matin et le soir, après un moment de sommeil; il y a bien souvent, la nuit des exacerbations très-fatigantes qui ôtent au malade tout repos. Elle se réveille, à un degré plus ou moins marqué, à la moindre occasion : un effort, l'action de parler, l'ingestion d'une boisson froide, les mouvements de déplacement la rappellent. Elle s'accroît généralement par l'ingestion d'une quantité quelquefois très-faible d'aliments dans l'estomac.

L'oppression que le malade éprouve, principalement après les quintes de toux, doit être également rangée au nombre des symptômes de l'affection qui nous occupe. Dans les intervalles des accès de toux, l'oppression n'est pas très-sensible : elle se réduit d'ordinaire à un sentiment de pesanteur que le malade éprouve sous le sternum ou à la base de la poitrine. Lorsque l'inflammation envahit les ramifications bronchiques et qu'elle gagne en étendue aussi bien qu'en intensité, l'oppression devient plus forte et constitue une véritable dyspnée. Cette oppression se manifeste alors par accès, surtout dans les exacerbations du soir : l'entrée et la sortie de l'air sont bruyantes, et l'action des muscles respirateurs est accélérée, considérable et très-marquée. Chez les enfants, ces efforts des muscles respirateurs, joints à la vitesse extrême du pouls, donnent la mesure du danger; c'est là quelquefois le seul signe qui indique le passage du catarrhe à la pneumonie lobulaire.

Après la toux et l'oppression, on remarque, comme caractère séméiologique, l'*expectoration*. Celle-ci est à peu près nulle, pendant le premier et le second jour que la toux s'est déclarée. Les crachats qui apparaissent ensuite, sont d'abord séreux, mêlés d'un peu d'écume blanchâtre ou striés de sang. Plus tard, ils deviennent âcres, ralés, visqueux : l'expulsion n'a lieu qu'avec de grands efforts. Chaque jour, ils deviennent plus épais, plus abondants et prennent une teinte opaline; bientôt ils deviennent opaques, verdâtres, adhèrent au vase et nagent dans la partie restée fluide. Le nombre de ces crachats puriformes augmente en même temps que la quantité absolue de l'expectoration diminue. Ce n'est qu'après la disparition de tous les symptômes du catarrhe aigu, que toute expectoration cesse en même temps que les derniers efforts de toux. Quoi qu'il en soit, ce n'est pas dans le catarrhe aigu que l'expectoration a fixé l'attention des nosologistes; il n'en est pas de même dans le catarrhe chronique. Suivant le docteur J. Copland (*Dictionnary of pract. med.*, tom. 1, p. 251), l'examen attentif de la matière de l'expectoration suffit pour déterminer exactement le degré de l'inflammation, sa diminution, son augmentation, sa résolution commençante, etc. Il fonde les principes de ce diagnostic sur la fluidité, la transparence ou l'opacité plus ou moins grande des crachats. Mais je pense qu'il est impossible de baser un diagnostic certain sur des signes si variables, si fugitifs, et d'une valeur si contestable. Pour qu'il fût permis de conclure de l'aspect des crachats à l'état pathologique de la membrane muqueuse, il faudrait, avant tout, bien connaître l'état normal de cette membrane. Or, l'anatomie et la physiologie ont encore bien des secrets à nous révéler à ce sujet. D'ailleurs, la fonction sécrétoire des muqueuses, particulièrement de celles des voies aériennes, n'est pas constamment la même : elle varie suivant la constitution, le tempérament et l'idiosyncrasie de chaque individu. Ainsi, il y a des personnes qui, au moindre rhume, rendent souvent, sans aucune transition, des crachats visqueux, puriformes, les mieux caractérisés ; comme il y a des individus,

d'ailleurs parfaitement sains, qui rendent habituellement des crachats noirâtres, granuleux, et tels qu'on
les observe dans la phthisie tuberculeuse. Il est donc,
pour le répéter, impossible d'asseoir un diagnostic
certain sur des données aussi vagues que celles que
pourrait fournir la matière de l'expulsion.

Cependant, si les crachats ne fournissent pas, par
la simple inspection, des moyens directs de diagnostic,
ils fournissent des moyens indirects par l'*auscultation*,
c'est-à-dire par les différents bruits auxquels ils
peuvent donner naissance, et qu'on perçoit plus ou
moins distinctement par l'application de l'oreille.
C'est là surtout que Laënnec a bien mérité de la
science par la précision qu'il a introduite dans la
séméiologie. Quelquefois le simple parler suffit pour
constater, par un sentiment de frémissement, l'existence de plusieurs râles que l'auscultation fait
reconnaître plus distinctement. Ces bruits sont,
d'après Laënnec, un des principaux signes du catarrhe. Au début de la maladie, et lorsqu'il n'existe
encore qu'un coryza presque sans toux, on entend
déjà un râle souvent très-bruyant. Il est ordinairement
sourd, grave, quelquefois sifflant. Le frémissement
qui l'accompagne indique le lieu où il existe. Quand
ce râle a lieu dans un rameau voisin des parois
thoraciques, ou lorsqu'il est fort, la main peut perce-
voir le frémissement. Ce râle est d'autant plus grave
et sonore, qu'il y a moins de sérosité sécrétée; il

imite alors le bruit d'un coup d'archet prolongé sur une grosse corde de violoncelle, ou il ressemble quelquefois au chant de la tourterelle. Lorsque l'exhalation pulmonaire se rétablit, ces râles prennent le caractère d'humidité qui leur a fait donner le nom de *râles muqueux* et qui paraît dû au déplacement des mucosités par l'air pénétrant dans les bronches. Ce râle est à bulles plus ou moins grosses, plus ou moins distinctes, suivant le volume des bronches où le bruit peut avoir lieu, et suivant la viscosité des matières qu'elles contiennent. Une oreille exercée juge distinctement ces différentes particularités. Le râle muqueux n'occupe jamais une aussi grande étendue que les râles sonores ; il siége principalement en arrière et en bas des deux côtés de la poitrine. Dans certains cas de catarrhe inflammatoire fébrile, on n'observe même de râles que dans cet endroit ; et il y a des cas où ce râle est assez fin, assez sec, et à bulles assez égales pour simuler le râle crépitant, l'un des signes essentiels de la pneumonie ; d'ailleurs, on le distingue facilement de celui-ci en ce que, par une forte inspiration, par l'expectoration, etc., on le fait diminuer ou disparaître ; une secousse de toux en change souvent la nature et permet d'y reconnaître des bulles plus grosses, plus humides ; enfin ce râle, apparaissant en même temps, au même degré et dans une même étendue, des deux côtés à la fois, ne peut appartenir qu'à un catarrhe bronchite, c'est-à-dire à une maladie beaucoup moins grave que la pneumonie. On l'a désigné sous le nom de *râle sous-crépitant*; et je propose de lui donner le nom de râle *pseudo-crépitant*, pour le distinguer de celui des pneumoniques qu'on pourrait appeler *râle crépitant vrai*. Le bruit de la respiration peut être momentanément suspendu dans divers points, en raison de l'occlusion passagère des canaux bronchiques par la matière de l'expectoration. Il se rétablit d'une manière subite par quelques efforts de toux qui déterminent l'expulsion des crachats.

Tels sont les faits que Laennec a, le premier, signalés d'une manière spéciale, à l'attention des nosologistes.

Maintenant, l'étendue dans laquelle ces différents râles se sont fait entendre, donnent-ils la mesure exacte de celle qu'occupe l'inflammation elle-même, et du degré de gravité de la maladie ? Avant de répondre à cette question, il faut se rappeler que le râle muqueux est produit par le passage de l'air à travers la matière que secrète la muqueuse, et qui obstrue plus ou moins incomplètement les tuyaux bronchiques. Mais cette matière, qui est destinée à être rejetée par l'expectoration, chemine dans les tuyaux bronchiques et peut, par conséquent, se transporter d'un point, actuellement le siége de l'inflammation, à un autre parfaitement intact. De ce fait, si naturel et si facile à comprendre, on doit conclure que le râle muqueux ne donne pas la mesure exacte de l'étendue de l'inflammation, ni du degré de gravité de la maladie. Je sais bien que je me trouve ici en désaccord avec presque tous les nosographes; mais il est impossible d'aller contre l'évidence.

Quant à la valeur séméiologique du râle ou rhonchus sous-crépitant, et que j'appellerai râle pseudo-crépitant, Dance prétend qu'il indique toujours un état voisin de la pneumonie. Ce qu'il y a de certain, et ce que j'ai eu souvent l'occasion de constater dans ma pratique particulière, c'est que, dans certains cas, la pneumonie succède au catarrhe inflammatoire fébrile, dans lequel le râle qu'on observe par l'auscultation semble être produit par une quantité innombrable de petites bulles qui se succèdent très-rapidement, et qui simulent assez bien le râle crépitant. Quoi qu'il en soit, pour distinguer nettement certaines espèces du catarrhe d'une pneumonie commençante, il convient de préférer la percussion à l'auscultation. En effet, le son que la poitrine rend à la percussion est partout clair, et reste le même dans tout le cours d'un catarrhe ou bronchite simple.

On vient de voir que l'invasion du catarrhe inflammatoire est marquée par un certain nombre de symptômes généraux. Ces mêmes symptômes accompagnent aussi le développement de la maladie; la céphalalgie persiste ; ce n'est plus seulement cette douleur frontale qui caractérise un simple rhume, c'est une douleur plus profonde, résultant de la congestion sanguine, augmentée à tout moment par la toux. La face est animée et légèrement gonflée ; le pouls est accéléré, large et développé ; la soif peu intense, si ce n'est au moment des exacerbations fébriles ; la langue blanche, la bouche pâteuse, l'appétit nul. La région épigastrique et l'abdomen ne présentent aucun symptôme particulier, si ce n'est un certain degré d'endolorissement. Quelquefois, vers la fin du catarrhe, on voit survenir quelques coliques et un peu de diarrhée ; la maladie semble *descendre* et se porter sur la muqueuse intestinale, ce qui justifie parfaitement le nom de *catarrhe*. Ce caractère s'observe, du reste, dans beaucoup de phlegmasies, qui,comme les rhumatismes, paraissant en quelque sorte voyager d'un point à l'autre de l'économie, et donner ainsi naissance à des phénomènes *métatatiques* qui méritent à tous égards, de fixer l'attention du praticien. Les urines, rares et foncées au moment où la fièvre est arrivée au summun d'intensité, deviennent quelquefois sédimenteuses à la fin de la maladie. La rareté des urines s'explique par la supersécrétion morbide de la muqueuse : la sécrétion rénale est complémentaire de celle des muqueuses et du système cutané en général. La transpiration, qui est comme supprimée au moment de l'invasion de l'affection, se rétablit et devient quelquefois abondante vers sa terminaison.

En résumé, d'après les symptômes que nous venons d'énumérer on pourrait établir trois périodes dans le développement du catarrhe aigu ou inflammatoire. La première période est caractérisée par un état fébrile, les douleurs de tête et de poitrine, une toux sèche et fatigante. Dans la seconde, la toux devient humide et est suivie d'une expectoration facile et de plus en plus consistante. Dans la troisième, enfin, la toux est grasse, sans douleur de poitrine ; les crachats sont puriformes, le pouls large et diminuant de fréquence, les urines sédimenteuses ; enfin, il y a des sueurs et quelquefois une diarrhée légère. Telle est la marche ordinaire du catarrhe aigu, dont la durée varie de une à six semaines. Quand la maladie se prolonge au-delà de quinze jours à trois semaines, la plupart des symptômes généraux disparaissent, et il ne reste plus que la toux et l'expectoration.

Pronostic et terminaison.

Le pronostic du catarrhe aigu en général n'est pas grave ; il n'y a de danger que lorsque la maladie dure trop longtemps ou qu'elle offre des symptômes de pneumonie ou même de phthisie commençante. Le catarrhe a rarement des suites funestes : quand la sécrétion du mucus cesse, l'inflammation disparaît aussi de cette manière, la maladie guérit presque toujours naturellement.

La terminaison se montre cependant quelquefois funeste, surtout chez les vieillards, chez les individus cachectiques ou affaiblis par des maladies antérieures chez les enfants, et, lorsqu'il y a complication d'autres affections déjà sérieuses par elles-mêmes. Dans ces cas, l'oppression ou la dyspnée devient extrême, la matière de l'expectoration épaisse, puriforme, non mêlée d'air : elle s'étale dans le crachoir comme un véritable pus visqueux, diminue de plus en plus, et finit par se supprimer tout-à-fait.

Des divers catarrhes.

Il existe une variété de catarrhes, le *catarrhe pulmonaire profond* (bronchite capillaire ou ramusculaire), qui donne lieu à des phénomènes tout aussi graves que la pneumonie. Au début, il s'accompagne de *râles sibilants* très-forts, que M. Récamier a désignés par le nom de *bruit de tempête* ; bientôt, il s'y joint des rhonchus sous-crépitants très-abondants, la dyspnée est considérable, la fièvre très-intense, et cependant la poitrine conserve dans toute son étendue sa sonorité. Cette variété de catarrhe est grave ; sa marche est ordinairement très-rapide ; bien souvent, il envahit le tissu pulmonaire et donne lieu à la pneumonie lobulaire.

Quand le catarrhe aigu est passé à l'état chronique, on observe une série de symptômes qui ont permis à

Lannnec d'en reconnaître plusieurs variétés ou formes. C'est ainsi qu'il distingue le *catarrhe muqueux,* le *catarrhe pituiteux* et le *catarrhe sec.*

Le premier, qui est le plus commun, donne lieu à une expectoration semblable à celle qu'on observe dans la dernière période du catarrhe aigu, seulement moins visqueuse, plus opaque, et se rapprochant davantage de l'aspect du véritable pus.

Quelquefois, et alors ils caractérisent le catarrhe pituiteux, les crachats prennent une teinte grisâtre ou vert sale, que Laennec attribue au mélange d'une petite quantité de matière noire pulmonaire. Ordinairement inodores, ils acquièrent en ce moment, quelquefois accidentellement, une odeur fétide. Leur quantité, presque toujours plus considérable que dans le catarrhe aigu, s'élève quelquefois à une ou deux livres en vingt-quatre heures; cette quantité augmente surtout rapidement lorsque le malade s'enrhume de nouveau, mais alors elle est formée en grande partie de matières séreuses. L'expectoration a lieu surtout le matin, après le sommeil, lorsque l'accumulation des mucosités a pu se faire pendant quelque temps sans exciter la toux, ou bien encore après les repas, en raison de l'exhalation plus abondante qui semble se faire alors. La toux est peu fatigante, grasse, aisément suivie de l'expulsion des crachats. Chez la plupart des malades, il n'y a point de fièvre, point de gêne, de la respiration dans l'état du repos, mais l'exercice détermine de l'essoufflement. Lorsque l'expectoration est abondante, il n'est pas rare de les voir s'affaiblir, on peut observer chez eux un amaigrissement notable. Ces symptômes, après avoir persisté plusieurs mois, un an même, disparaissent quelquefois insensiblement et sans laisser de traces. Ce cortége de symptômes persiste souvent pendant un grand nombre d'années; mais la dyspnée finit par devenir habituelle ; l'œdème du poumon ou la suffocation par impossibilité de respirer, sont alors les terminaisons les plus ordinaires de la maladie. Cependant, quelques malades meurent d'épuisement au bout d'un temps plus court, et quelquefois à la suite d'un flux pituiteux moins abondant.

Le nom de *catarrhe sec* fut donné par Laennec à une bronchite chronique, caractérisée par une toux fatigante, par une oppression marquée sans expectoration ou avec expectoration très-peu abondante de crachats globuleux, très-petits, jamais mêlés d'air, demi-transparents, d'un gris de perle et de la consistance de l'empois.

Le catarrhe sec est, suivant Laennec, une maladie extrêmement commune; presque tous les habitants des côtes maritimes ou des vallées humides en sont atteints à un degré quelconque, et, dans les contrées les plus sèches de la France, la moitié des adultes en présentent des traces. Elle existe souvent à un degré médiocre pendant une longue série d'années, ne donnant guère lieu à d'autres accidents qu'à une courte haleine et à une toux sèche, regardée autrefois par les médecins comme une toux nerveuse. Plus tard, surviennent de véritables attaques d'asthme. C'est cette espèce de catarrhe qui accompagne le plus souvent l'emphysème pulmonaire.

Quelques auteurs ont voulu nier l'existence de cette espèce de catarrhe; mais l'expérience démontre, et j'ai eu moi-même souvent l'occasion de l'observer dans ma pratique, que l'opinion de Laënnec est parfaitement fondée.

Dans toutes ces variétés de catarrhe chronique, catarrhe muqueux, catarrhe pituiteux et catarrhe sec, la percussion ne donne que des signes purement négatifs. La poitrine reste sonore dans toute son étendue. C'est tout au plus si, autour des dilatations bronchiques, qui ont refoulé autour d'elles le parenchyme pulmonaire, on constate une légère diminution de sonorité. Par l'auscultation, on entend les différents râles qui viennent d'être signalés dans le catarrhe aigu. Ce sont des râles muqueux, plus ou moins forts et fréquents, qui n'occupent jamais toute l'étendue de la poitrine; ils ne sont pas continus et ne masquent presque jamais entièrement le bruit d'expansion vésiculaire. On entend, en outre, des *râles sibilants*, de diverses natures, que Laënnec compare, dans certains cas, au *cliquetis d'une petite soupape*; des gargouillements tout à fait semblables à ceux des phthisiques dans les points où se trouvent des dilatations bronchiques un peu considérables, du souffle caverneux, de la pectoriloquie ou une bronchophonie diffuse, accompagnée d'un gros râle humide, dans les cas de dilatation médiocre et à peu près égales, dans plusieurs parties de bronches.

Les symptômes communs à toutes les affections catarrhales, non inflammatoires, sont la sécrétion abondante d'un mucus peu différent du fluide normal, ou seulement plus séreux ; quelquefois, au contraire, plus épais, légérement opaque, mais rarement puriforme ; l'absence de douleur et de chaleur vive que remplace une turgescence légère qui peut être marquée au début, mais qui cesse bientôt à mesure que l'écoulement s'établit. Il existe quelquefois un état de malaise et de gêne, qui trouble les fonctions de l'organe, devenu le siége de cette hypersécrétion, et, quand cet organe est l'un de ceux qui sont privés des nerfs de la sensibilité animale; ces troubles peuvent simuler les phénomènes d'un état inflammatoire et répandre quelque doute sur l'acuité ou la chronicité de la maladie; mais l'absence de la fièvre, mais le retentissement sympathique très-limité, mais le peu de rapport qui existe entre l'abondance de la sécrétion et la faible intensité des symptômes, et surtout les effets du traitement ne permettront pas de se méprendre sur la nature non inflammatoire de la maladie. Il est vrai que l'hypersécrétion de la muqueuse peut s'accompagner de fièvre. « Mais ce serait, comme le dit M. Andral, une grave erreur de penser que la fièvre qui accompagne certains flux muqueux aigus, prouve nécessairement la nature inflammatoire de ceux-ci. Par cela seul qu'un organe est dérangé de son mode normal de nutrition, de sécrétion, d'inervation, la fièvre peut prendre naissance. »

La marche des affections catarrhales non inflammatoires (hyperdiacrisies) diffère, suivant qu'elles sont passagères, et surviennent, par exemple, comme crise, d'autres affections, telles que les diarrhées séreuses, les bronchorrhées et les écoulements muqueux, qui terminent un hydrothorax, un ascite, certains accès d'asthme d'hystérie; la marche de ces affections diffère encore suivant qu'elles tiennent à une disposition constitutionnelle, à des habitudes individuelles, enfin suivant qu'elles sont aiguës ou chroniques, continues ou intermittentes, endémiques ou sporodiques.

Ces affections participent à ces différents caractères; elles peuvent entraîner un amaigrissement rapide à cause de l'abondance des liquides excrétés, à cause aussi de l'importance des fonctions qu'elles troublent, telles que l'hémathose et la chylification; enfin, ces hyperdiacrisies sont susceptibles d'être plus promptement modifiées d'une manière heureuse par la thérapeutique que celles des autres organes, car les médicaments peuvent être mis en contact avec

les parties malades et agir sur elles, en quelque sorte,
d'une manière directe. Cependant, lorsque la constitution entière est profondément modifiée, ces moyens
locaux ne réussissent que lorsqu'on a pu agir sur tout
l'organisme, et que l'on a mis les muqueuses, aussi
bien que le reste des organes, en état de recevoir
l'impression favorable des agents thérapeutiques.

Nous ne pouvons pas passer ici sous silence une
espèce de catarrhe qui règne quelquefois épidémique-
ment et qui a reçu le nom d'*influenza* ou de *grippe*.

C'est la plus commuue de toutes les maladies
épidémiques. Elle atteint ordinairement plusieurs
muqueuses à la fois. Quelquefois, elle paraît entièrement indépendante de l'influence des saisons,
et des climats; le plus souvent, sa cause est toute
spéciale, comme l'ensemble de ses symptômes. Tout
annonce que cette cause agit sur l'organisme tout
entier, en même temps qu'elle se localise d'une
manière plus particulière, en donnant naissance à
tel ou tel catarrhe. Ici, on retrouve encore la distinction qui a été établie pour le catarrhe sporadique;
car tantôt, ce qui est le cas le plus commun, l'épidémie
revêt le caractère inflammatoire, tantôt elle ne présente que celui d'une simple hypersécrétion.

Diagnostic du catarrhe aigu.

La nature des crachats, celle des râles, l'absence
de matité (voir les symptômes), sont les signes à

l'aide desquels il est permis de distinguer, d'une manière à peu près incontestable, la bronchite (catarrhe
aigu) de la pneumonie et de la pleurésie. Ce n'est que
chez les enfants que ces moyens de diagnostic peuvent offrir quelque doute dans leur application.

Deux affections, l'emphysème et l'œdème, compliquent quelquefois le catarrhe. La présence de
l'emphysème est signalée par une augmentation de
sonorité, par une diminution du bruit respiratoire,
par la déformation du thorax qui paraît constante à
un certain degré, enfin, par la marche chronique de
la maladie. Quand il y a œdème, on observe une
diminution du bruit respiratoire.

Diagnostic du catarrhe chronique.

Ce diagnostic présente souvent de grandes difficultés. Ainsi, la phthisie commençante, lorsqu'il n'y
a pas encore d'engorgement considérable dans le
poumon et que les tubercules ne se trouvent pas
réunis en assez grand nombre pour donner lieu à la
matité, peut être prise pour un simple catarrhe
chronique ; et, en retour, le catarrhe chronique,
quand il a déterminé une dilatation des bronches,
simule à s'y méprendre les caractères les moins
équivoques de la phthisie pulmonaire. Cependant on
évite généralement l'erreur, quand on tient compte,
d'abord, de l'ensemble des symptômes généraux qui

ne présentent pas, dans le simple catarrhe chronique, le même caractère de gravité que dans la phthisie pulmonaire, puis, indépendamment de l'âge, des hémoptysies, etc., on remarquera, pour arrêter le diagnostic, le siége différent qu'occupent communément les râles muqueux dans ces deux maladies, d'altération particulière du bruit respiratoire qui précède le développement de ces râles au sommet du poumon dans la phthisie, la persistance de ces signes dans les mêmes points. Quant à la dilatation des bronches, il est rare qu'elle soit accompagnée d'une induration au poumon assez considérable pour donner lieu à une matité aussi marquée que dans la phthisie, autour des excavations tuberculeuses. Du reste, elle ne siége pas constamment au sommet; le plus souvent, elle occupe la partie moyenne ; elle persiste longtemps sans être accompagnée d'accidents aussi graves et à marche aussi rapide que ceux qui accompagnent la phthisie. Enfin, l'affaiblissement du bruit respiratoire, des accès de dyspnée bien plus prononcés que ceux de la bronchite, les saillies de la poitrine, etc., suffisent pour distinguer le catarrhe chronique de l'emphysème pulmonaire simple.

Altérations pathologiques.

une rougeur plus ou moins prononcée, tout au plus

Dans le catarrhe inflammatoire aigu, on remarque un léger épaississement de la membrane interne des bronches, couvert d'une certaine quantité de crachats semblables à ceux que le malade expectorait.

Suivant MM. de Laberge et Monneret, quand on vient à ouvrir le thorax, le poumon ne s'affaisse pas, comme dans le cas où il est sain; l'épaississement de la muqueuse et la présence des mucosités empêchent l'air de s'échapper et mettent obstacle à cet affaiblissement. La rougeur est ordinairement bornée à une portion circonscrite des bronches. Elle se manifeste surtout dans les premières divisions et vers la fin de la trachée artère. Si l'inflammation a été intense, la rougeur est étendue à un plus grand nombre de canaux; elle existe surtout dans les ramifications plus petites. Il arrive souvent que cette rougeur est limitée aux bronches d'un seul lobe. Ce sont, d'après Andral, les bronches du lobe supérieur qui paraissent être les plus disposées à s'enflammer. M. Louis pense, au contraire, que le catarrhe inflammatoire simple a plus spécialement son siége à la partie postérieure et inférieure des poumons.

La coloration rouge des bronches se présente tantôt sous forme d'une injection fine, qui paraît exister à la fois dans le tissu cellulaire sous-muqueux et dans la muqueuse elle-même; tantôt on ne distingue plus de vaisseaux, mais seulement une foule de petits points rouges, agglomérés les uns contre les autres; tantôt, enfin, on observe une coloration uniforme. Chez les uns, la rougeur va en diminuant progressivement des grosses bronches vers les petites ; chez d'autres, on remarque une disposition inverse ; souvent, la rougeur n'existe que par intervalles, sous forme de bandes et de plaques isolées, contre lesquelles la muqueuse est blanche et saine.

Dans le catarrhe qui accompagne les fièvres graves, la muqueuse est, dans presque toute son étendue, gonflée et d'un rouge livide. L'épaississement dépend de l'hypérémie et se joint à la coloration. Il est surtout remarquable dans les bronches. La consistance des parties rouges et tuméfiées est tantôt augmentée, tantôt diminuée, surtout dans les catarrhes qui se compliquent de fièvres graves. Quelquefois, le ramollissement est égal à celui qu'offre la muqueuse de l'estomac.

Un point important à signaler ici, c'est que la rougeur et le degré de ramollissement sont toujours d'autant plus marqués qu'il s'est écoulé plus d'heures après la mort, et que la décomposition est plus avancée. Ce n'est que dans des cas très-rares que la muqueuse présente une véritable gangrène. Celle-ci se borne quelquefois à un ou à plusieurs tuyaux bronchiques, sans que le parenchyme pulmonaire en soit lui-même affecté. Suivant M. Reynaud, l'inflammation ne jouerait ici qu'un rôle très-secondaire ; elle résulterait plutôt de dispositions individuelles toutes spéciales.

La quantité, l'aspect, la viscosité du mucus contenu

dans les bronches, varient suivant la période de la maladie; il obstrue plus ou moins les ramifications bronchiques et il est quelquefois teint de sang. On constate, en outre, un peu d'œdème et d'engorgement hypostatique du poumon. Chez les enfants , les ganglions bronchiques sont rouges et gonflées. Dans le catarrhe de fièvres graves, le poumon présente, quelquefois, cet état particulier qui a reçu le nom de *splénisation* ou de *carnification*.

Mais c'est surtout dans le *catarrhe chronique* que les altérations anatomico-pathologiques sont remarquables. La coloration rouge vif est ici remplacée par une teinte violacée, grisâtre ou brune de la muqueuse, distribuée uniformément par plaques isolées, particulièrement dans les premières divisions bronchiques. Quelquefois, dans les catarrhes chroniques, on a trouvé la muqueuse très-pâle ou d'une teinte jaunâtre. Suivant M. Andral, le travail inflammatoire a, dans ce cas, cessé depuis bien longtemps.

Les rameaux bronchiques renferment des mucosités semblables aux matières expectorées ; elles sont quelquefois assez épaisses pour stimuler ces caillots fibrineux qui remplissent les vaisseaux. Le ramollissement de la muqueuse n'est pas fréquent. Suivant Williams, on rencontre des ulcérations petites et arrondies, chez les ouvriers qui travaillent dans une atmosphère de poussière. Assez souvent la muqueuse est épaisse au point de déterminer l'oblitération des petites bronches dans une foule de points plus ou moins circonscrits.

Laënnec a signalé une altération remarquable qui. s'observe fréquemment à la suite du catarrhe chronique, c'est la dilatation d'une ou de plusieurs bronches.

Parfois, cette dilatation est uniforme : d'autres fois elle ne porte que sur un point limité, en formant un renflement qui donne lieu à une cavité accidentelle; enfin, un même tuyau bronchique offre une série d'étranglements et de renflements alternes. Dans le premier cas, on voit des rameaux extrêmement fins acquérir ou même surpasser le volume d'une plume à écrire. Ces rameaux dilatés se dirigent d'ordinaire vers la phériphérie du poumon, et aboutissent, vers le sommet, à des dépôts de matière noire ou à des lobules endurcis. Les cavités résultant des renflements isolés, varient de capacité, de manière à pouvoir loger, soit une amande soit même une noix.

Ces trois aspects de la dilatation des bronches peuvent avoir lieu avec épaississement ou amincissement des parois des bronches. Le premier cas est le plus fréquent; l'amincissement se remarque surtout dans la troisième variété. Lorsque cette dilatation est considérable, le tissu pulmonaire est refoulé et condensé. Il est assez commun de voir les uns et les autres environnés d'indurations grises ou noires ;

enfin, il arrive de voir toute une partie d'un lobe transformée en un petit nombre de poches, autour desquelles il existe à peine quelques traces du parenchyme pulmonaire.

L'inflammation, en diminuant la cohésion des tissus, affaiblit la résistance des tuyaux bronchiques; pendant les accès de toux, ceux-ci cèdent à l'effort de l'air et finissent à la longue par acquérir ainsi un volume plus considérable.

Si la dilatation s'effectue lentement, la bronche acquiert plus d'épaisseur et d'hypertrophie; si, au contraire, la dilatation est rapide, les parois s'amincissent; enfin, suivant que l'inflammation occupe uniformément toute une bronche, qu'elle se borne à un point de son étendue, ou qu'elle existe dans plusieurs points séparés, la dilatation est uniforme, circonscrite ou multiloculaire.

Traitement du catarrhe aigu.

Le traitement varie suivant que la maladie est aiguë ou chronique.

Dans les catarrhes inflammatoires peu intenses, il n'est pas toujours nécessaire d'avoir recours aux moyens médicaux. En général, les précautions hygiéniques suffisent; il faut faire usage de vêtements chauds, et éviter avec soin l'air froid, l'humidité et l'exercice prolongé de la parole.

Si le mal est un peu plus sérieux, on fait garder le lit au malade, on le met à un régime très-léger, et on lui fait prendre abondamment des boissons chaudes, délayantes et mucilagineuses. La méthode la plus usitée consiste dans l'emploi d'une infusion de fleurs pectorales, telles que la mauve, la violette, le coquelicot, le bouillon blanc *(verbascum thapsus)*, édulcorée avec le sirop de gomme, de guimauve, de miel. On fait encore souvent usage de la décoction d'orge, de gruau, de figues, de dattes et de jujube, seule ou coupée avec un tiers de lait. Ces boissons sont prises chaudes et à de courts intervalles. Le soir, les malades favorisent la transpiration en se tenant bien couverts dans leur lit et en en buvant une ou deux tasses. En même temps, on fait diminuer les aliments et on prescrit quelquefois des bains de pied sinapisés comme dérivatifs. Une autre méthode, préconisée par Laennec, consiste dans l'usage d'un punch léger que le malade prend le soir, au moment de se coucher, dès qu'il se sent sous l'empire d'un accès de rhume. Ce médecin célèbre faisait prendre communément une once et demie et de bonne eau-de-vie, étendue dans le double d'une infusion très-chaude de violette, édulcorée avec une quantité suffisante de sirop de guimauve. Souvent, grâce à cette méthode, dès le lendemain matin, le rhume a disparu comme par enchantement; s'il persiste, on continue le même traitement pendant plusieurs jours de suite. Cette méthode vantée par Laennec, est un moyen empirique qui réussit quelquefois, mais qu'on ne peut pas prescrire indifféremment à toutes personnes.

Suivant Meriadec, on obtient des succès éclatants en faisant prendre au malade une solution de sirop diacode: trente grammes dans une tasse de tisane bien chaude.

Enfin, plusieurs praticiens associent aux délayants l'usage de laxatifs légers, tels que la manne, l'huile de ricin à la dose de trente à soixante grammes; la plupart recommandent une de ces pâtes dont la gomme et le sucre font la base, et qui plaisent aux malades sans jamais leur nuire. Vers la fin du rhume, on leur substitue avec avantage quelques pastilles d'ipécacuanha.

L'un des moyens les plus efficaces, et qui m'a presque toujours réussi dans ma pratique, consiste à provoquer une sueur abondante dès le début du catarrhe. A cet effet, le malade prendra plusieurs verres de suite d'une infusion très-chaude de fleurs de sureau et de tilleul, et il se couchera immédiatement dans un lit bassiné et bien couvert. On pourra faire précéder cette boisson d'un bain de pied sinapisé, afin de prévenir la congestion sanguine vers la tête. Ce moyen, tout rationnel, manque rarement son effet. Je dis que ce moyen est tout rationnel, parce qu'il est destiné à rappeler l'exercice de la fonction transpiratoire, dont la suppression constitue le premier degré de la maladie dont nous nous occupons.

Lorsque le catarrhe est plus intense, il réclame des moyens plus énergiques. Dans le cas où les symptômes généraux sont bien prononcés, si la céphalalgie est vive, la douleur thoracique pénible, les secousses de toux fréquentes, si le malade est pléthorique ou affecté d'une maladie de cœur, il ne faut pas hésiter à avoir recours aux émissions sanguines; on pratique de préférence la saignée du bras. La phébotonie est surtout un moyen efficace, lorsque l'inflammation est étendue et qu'elle menace d'envahir ou qu'elle a déjà envahi les petites bronches. Proportionnées à la gravité de l'inflammation, ces émissions sanguines seront toujours extrêmement utiles.

Il est une méthode, que j'appellerai *empnoïque (1)*, qui m'a fourni d'excellents résultats dans le traitement du catarrhe. Elle consiste à faire respirer aux malades des vapeurs aqueuses, tenant en suspension des parcelles volatiles de plantes émollientes si le catarrhe est aigu, ou de plantes aromatiques stimulantes si le catarrhe est chronique. L'appareil que j'ai imaginé à cet effet, est des plus simples. C'est une espèce de bouilloire en fer blanc, munie de deux tubes de dégagement, très-rapprochés l'un de l'autre, et qu'on peut mettre en communication avec les narines.

(1) D'un mot grec signifiant inspiration.

Si l'on fait usage de plantes aromatiques, telles que sauge, mélisse, menthe, thym, serpolet, basilic, marjolaine, origan, armoise, dont l'odeur pénétrante est due à des huiles essentielles particulières, il faut avoir soin de ne les mettre dans l'appareil qu'au moment où l'eau est bouillante et qu'on veut le faire fonctionner; car, autrement, l'huile essentielle, c'est-à-dire le médicament qui doit exercer sur la muqueuse une action stimulante, se volatiliserait, avant d'avoir produit son effet.

Si l'on fait, au contraire, usage des plantes émollientes ou mucilagineuses, bouillon blanc, feuilles et fleurs de mauve, racine de guimauve, feuilles de tilleul, il est nécessaire de les faire bouillir avec l'eau, et de produire ainsi une espèce de décoction ou de tisane dont le malade inspire les vapeurs à l'aide de l'appareil que je viens d'indiquer.

C'est à cette méthode que je donne, pour le répéter le nom d'*empnoïque*. On peut y joindre utilement les cataplasmes maintenus chauds, à l'aide de taffetas gommé, sur la poitrine.

Les vomitifs trouvent leur application dans les cas où il faut aider à l'expectoration, où la réaction fébrile est peu intense, où il existe l'ensemble de ces signes qui caractérisent ce qu'on est convenu d'appeler l'embarras des premières voies.

Ce moyen, lorsqu'on n'en abuse pas, favorise encore la résolution, en provoquant les sueurs; il suffit seul, suivant Laennec, pour empêcher les rhumes qui surviennent dans la première enfance, de prendre les caractères de la coqueluché. L'ipécacuana est, dans ce cas, préférable aux préparations antimoniales. On le prend par doses fractionnées, de douze à vingt-quatre grains, dans un véhicule approprié. D'après Laennec, il n'y a pas d'inconvénient à le répéter tous les deux jours, ou même tous les jours pendant une semaine. M. Blache regarde, au contraire, cette pratique comme dangereuse. Beaucoup de praticiens préfèrent les purgatifs, et pensent qu'ils agisseut très-favorablement pour amener le dégorgement de la muqueuse pulmonaire.

Les narcotiques, extraits d'opium, de belladone, de stramoine, de jusquiame, les sels de morphine, de narcotine, de codéine, sont particulièrement employés dans le but de calmer la toux, après que la réaction fébrile s'est dissipée. Ils sont alors d'un fréquent usage : ils agissent fort avantageusement , apaisent les douleurs, procurent du repos et augmentent la trans-piration.

Le bain tiède, administré avec toutes les précau-tions convenables pour éviter toute espèce de refroi-dissement, est à la fois un calmant très-utile et un diaphorétique puissant, surtout chez les enfants et les personnes douées d'une susceptibilité nerveuse exagérée. Son emploi, comme pour les narcotiques, n'est indiqué qu'après que la réaction fébrile est tombée.

Enfin, si la toux persiste et que le catarrhe menace de passer à l'état chronique, on a utilement recours aux dérivatifs cutanés, tels que les cataplasmes saupoudrés de farine de moutarde, promenés sur le thorax, l'emplâtre de poix de Bourgogne simple ou saupoudré de tartre stibié, les frictions avec la pommade de Gondret, celle d'Autenrieth, l'huile de croton-tiglium; on tire également de grands avantages de l'application des vésicatoires au bras ou sur le thorax lui-même. En même temps, on fera usage des boissons diaphorétiques et légèrement stimulantes, telles que l'hysope, le lierre terrestre, le lichen, la sauge.

Quant au traitement qu'il convient d'opposer au catarrhe chronique, il varie singulièrement, suivant que la phlegmasie est plus ou moins marquée, suivant la forme épidémique ou sporadique que revêt la maladie, enfin suivant ses complications. La méthode anti-phlogistique et les émissions sanguines ne sont guère indiquées que dans les cas d'exacerbation fébrile, avec accès de suffocation; les saignées locales, application de sangsues, ventouses scarifiées, n'ont que des effets passagers, et leur application réitérée n'est pas toujours sans inconvénients. Dans l'emploi de ce moyen de traitement, il importe de se baser sur le degré de chronicité de la maladie, sur les signes de pléthore et de congestion pulmonaires qui pourraient se manifester, enfin sur les forces, l'âge et la constitution du malade.

Dans le degré le moins dangereux, on a recours aux boissons mucilagineuses ou légèrement aromatiques, aux calmants légers : infusion de fleurs de mauves ou de violettes, édulcorée par du sirop diacode: 30 grammes de sirop pour 125 grammes de liquide. Les dérivatifs cutanés, tels que le vésicatoire ou le cautère, l'usage de vêtements de flanelle, un régime composé d'aliments de facile digestion, secondent puissamment l'emploi de ce remède. En y associant quelques émétiques ou des purgatifs légers, on parvient quelquefois à arrêter les progrès du catarrhe, lorsqu'il est simple, qu'il n'est pas trop ancien.

Il est inutile de rappeler qu'il faut éloigner avec soin les causes de l'affection, lorsque ces causes sont connues: Il faut abandonner les professions nuisibles, changer de séjour ou d'habitation, traiter la goutte, le vice dartreux, rappeler certaines éruptions, telles que les croûtes laiteuses, l'azéma du cuir chevelu chez les enfants, si l'on a lieu de soupçonner l'influence de ces maux sur la maladie principale.

Lorsque le catarrhe chronique est très-ancien, comme cela s'observe chez les vieillards et chez les personnes débilitées par les excès ou des souffrances antérieures, il est important de remplacer les boissons délayantes, gommeuses ou mucilagineuses, par des décoctions amères, aromatiques ou toniques, telles que le sauge, le quinquina, le ratanhia, le lichen d'Islande, l'arnica, l'aunée, le petit chêne, le lierre terrestre. Cette dernière plante *(glaucoma hederacea,* etc.), de la famille des labiées, jouissait, surtout chez les anciens médecins, d'une grande réputation dans le traitement du catarrhe chronique.

Ici se place aussi le moyen dont j'ai parlé plus haut *(Méthode empnoïque);* seulement, il faut avoir soin de n'employer que des plantes aromatiques stimulantes, dont les huiles essentielles, qui agissent favorablement sur la membrane muqueuse, sont tenues en suspension dans les vapeurs aqueuses que le malade aspire. Aux plantes aromatiques déjà nommées, on pourra ajouter certaines substances volatiles, telles que les vapeurs de benjoin, de succin, de soufre, etc., prises par la méthode empnoïque. L'eau de goudron (eau de Brochieri), administrée de la même façon, pourra également procurer de grands avantages.

Les eaux minérales sulfureuses, l'oxymel sciltique, le kermès, pris intérieurement et associés à la méthode empnoïque, m'ont procuré quelques guérisons éclatantes d'anciens catarrhes chroniques qui s'étaient montrés rebelles à tous les autres moyens de traitement.

Le régime doit être tonique et se composer de

viandes rôties, de vins vieux, contenant naturellement comme les vins de Bordeaux, une certaine quantité de tannin.

Comme le copahu, le cubèbe, la térébentine produisent les meilleurs effets dans les affections catarrhales des voies génito-urinaires. Quelques médecins, conduits par l'analogie, avaient songé à les employer aussi pour combattre les affections catarrhales de la membrane muqueuse des voies aériennes; M. Chomel, entre autres, en fit l'expérience; mais les résultats qu'il a retirés de l'emploi de ces substances, n'ont pas complètement répondu à son attente.

Laennec insiste beaucoup sur l'efficacité des vomitifs répétés pour combattre les catarrhes très-anciens des vieillards et surtout des adultes et des enfants. Il conseille aussi d'attaquer de bonne heure le catarrhe *pituiteux* qui, une fois invétéré, résiste quelquefois aux traitements les plus énergiques. Les substances balsamiques sont, suivant lui, peu efficaces, à moins que la maladie ne soit tout-à-fait passée à l'état chronique. Les vésicatoires sur le thorax et les extrémités lui paraissent plus utiles dans ce cas que dans le catarrhe muqueux. Il en est de même de l'opium, à petites doses fréquemment répétées.

Dans le catarrhe sec, après avoir combattu la congestion sanguine, plutôt par les dérivatifs que par la saignée, Laënnec propose le savon amygdalin à la dose de quatre grammes à huit grammes environ par jour, avec un gramme ou deux de gomme ammoniaque; les bains d'eau de mer à 27° ou 30° du thermomètre centigrade; les bains alcalins ou les bains sulfureux; l'usage intérieur du carbonate de soude de un à deux grammes dans cinq cents grammes d'une tisane amère; enfin, les eaux sulfureuses. Il recommande de continuer ce traitement pendant plusieurs mois, alors même que le soulagement se ferait sentir immédiatement.

Dans le cas de dyspnée extrême, provenant de la complication d'un emphysème pulmonaire, le même praticien préconisait l'emploi des narcotiques et, principalement, de la poudre ou de l'extrait récemment préparé de belladone et de datura stramonium. Dans ce même cas de dyspnée, MM. Cruveilhier, Trousseau et Pidoux conseillent l'emploi des feuilles sèches de belladone ou de stramoine sous forme de cigarettes, qu'ils font fumer seules ou mélangées avec un peu de tabac. M. Chomel, toutefois, en proscrit l'emploi, d'après ce médecin, ces substances déterminent le plus souvent de la sécheresse dans la gorge, elles augmentent la soif, diminuent l'expectoration et sont alors plus nuisibles qu'utiles.

Lorsque le catarrhe chronique est compliqué de tubercules, complication très-fréquente, il faut modifier d'une manière notable les moyens de traitement qui viennent d'être indiqués. Il faut, surtout, soigneusement exclure toutes les matières qui, comme les substances astringentes et quelques aromatiques, pourraient hâter, par leur action spéciale ou irritante, le travail de la tuberculisation pulmonaire et amener promptement une issue fâcheuse.

Les conditions hygiéniques dans lesquelles il faut placer le malade, sont à peu près les mêmes pour le catarrhe chronique que pour la phthisie pulmonaire.

Lorsque le catarrhe se complique d'une affection du cœur, il est bon d'associer, aux moyens ordinaires que nous venons de passer en revue, les sédatifs, tels que la poudre ou l'extrait de digitale, ou le sirop de pointes d'asperges, à la dose de 4 à 8 cuillerées par jour.

Lorsque l'affection, qui compliquait le catarrhe, était plutôt de nature nerveuse qu'organique, j'ai tiré de grands avantages de l'administration des pilules, à base de cacao, dont j'ai donné la formule.

Il est une classe de médicaments sur laquelle les médecins n'ont pas, selon moi, suffisamment insisté pour le traitement des affections catarrhales et, en général, de toutes les maladies ayant leur siége sur la membrane muqueuse des voies aériennes; je veux parler des diurétiques.

La théorie est encore ici parfaitement d'accord avec l'expérience. Lorsqu'une partie du système cutanés soit extérieure, la peau, soit intérieure, les membrane, muqueuses, fonctionne d'une manière anormale, on parvient, presque toujours, à rétablir l'équilibre, en agissant par une médication donnée sur un organe plus ou moins éloigné de la partie malade, et dont la fonction est, en quelque sorte, complémentaire de celle de la peau ou de la membrane muqueuse (peau rentrée de Bichat). Voilà ce que nous enseigne la théorie. Ainsi, lorsque la transpiration languit, les fonctions de la respiration, de la digestion et de la sécrétion urinaire sont, au contraire, surexcitées, et réciproquement. C'est ce qui nous explique pourquoi les maladies des voies aériennes, des voies diges-tives, etc., catarrhe, phthisie, gastrite, sont bien plus fréquentes dans les pays froids que dans les contrées méridionales, où règnent principalement les variétés nombreuses des maladies de la peau; car plus un organe est surexcité, plus il est susceptible de devenir malade.

Voilà ce que nous apprend l'expérience. C'est là un axiôme qui n'a point besoin d'être démontré. On comprendra donc facilement tout le parti qu'on peut tirer de l'emploi des médicaments qui agissent sur la sécrétion urinaire dans le traitement des affections catarrhales, tant aiguës que chroniques.

Un des médicaments les plus simples, et qui remplit parfaitement le but qu'on se propose, c'est une décoction de chiendent ou de pariétaire con-tenant de 6 décigrammes à deux grammes de nitrate de potasse dans 500 grammes de liquide. Il est bien entendu qu'il faudra associer à cette boisson, l'une des méthodes de traitement que nous avons indiquées.

Mais quand tous les moyens déjà indiqués ne réussissent pas à améliorer la position du malade, je le mets à l'usage de la mixture dissolvante le matin, et des pilules calmantes le soir, je fais placer sur la poitrine, l'emplâtre avec extrait de datura *stramonium* dont j'ai donné la formule, et, presque toujours, ces médicaments produisent une amélioration rapide, et, souvent, la guérison.

CHAPITRE XV.

DE L'ASTHME.

Description de l'Asthme.

Les anciens ont distingué trois degrés dans la difficulté de respiration : *la dyspnée*, *l'orthopnée* et *l'asthme* proprement dit. Le nom d'*asthme* a, aujourd'hui, une signification plus restreinte qu'autrefois : on l'applique plus particulièrement à une affection caractérisée par la difficulté de respirer, avec convulsion des muscles respiratoires, revenant sous forme d'accès ordinairement irréguliers et non accompagnés de fièvre.

Les nosologistes modernes ont conservé la division ancienne de la maladie en *asthme essentiel* ou *idiophatique*, et en *asthme symptômatique* ou *consécutif*. Ce dernier se lie à diverses affections appréciables du poumon, du cœur, des gros vaisseaux et du système nerveux. Quelques médecins ont voulu nier l'existence de l'asthme essentiel, parce que la cause immédiate échappe aux moyens d'investigation ordinaire. Les cas en sont en effet rares ; mais ils ont été recueillis par des praticiens dignes de foi et dont personne ne conteste le talent d'observation, tels que Laennec, Ferrus, MM. Audral, Guersent, Lefèvre.

Étiologie.

Parmi les causes déterminantes de l'asthme, il faut placer en première ligne l'action des *circum-fusa*, et principalement de l'air sur l'hématose ou transformation du sang artériel en sang veineux, et, par suite, sur le système nerveux. On a signalé, comme exerçant une influence marquée sur la production de l'asthme, la raréfaction de l'air dans les lieux élevés, au milieu des chaleurs de l'été, ou dans les appartements trop fortement chauffés. L'air froid et sec de l'hiver, quoi qu'on en ait dit, soulage, au contraire, les asthmatiques. Pourquoi cette différence d'action ? Je vais essayer d'en donner une explication fondée sur l'expérience et qu'on n'hésitera pas, je l'espère, d'adopter.

Il résulte des lois les plus simples de la physique, qu'un volume d'air donné occupera un espace plus ou moins considérable, suivant que la température sera élevée ou abaissée. Pendant les chaleurs de l'été, le même volume d'air sera plus grand que pendant les froids de l'hiver. Il suit de là, que dans la saison chaude on respire, sous le même volume d'air, une moins grande quantité d'oxygène que dans la saison froide, en d'autres termes, on introduit naturellement dans les poumons une moins grande quantité du principe vivificateur qui sert à transformer le sang veineux en sang artériel. Il faut donc, pour se mettre en équilibre avec les variations atmosphériques, que les muscles de la respiration dépensent en quelque sorte une activité plus grande en été qu'en hiver ; il faut que les inspirations soient ou plus profondes, ou plus nombreuses, pour que l'hématose se conserve toujours au même niveau. Chez les trois quarts des hommes, la respiration est haletante, suspireuse à l'approche d'un orage dans les journées suffocantes de la canicule ; vous les voyez aussi inquiets et aussi essoufflés que les asthmatiques ; les animaux eux-mêmes participent à cet état de souffrance. C'est que, grâce à l'instinct de conservation dont sont doués les êtres vivants, la nature fait tous ses efforts pour rétablir l'équilibre dans les fonctions de la vie ; et ces efforts, pour le répéter, simulent, chez la plupart des individus, tous les symptômes de l'asthme.

Ainsi donc, l'asthme se lie étroitement à l'hématose, ce qui semble venir à l'appui de cette théorie, d'après laquelle les maladies sont des efforts

que la nature fait pour rendre aux fonctions vitales
cet équilibre parfait qui constitue l'état de santé.

L'air humide, les pays marécageux, les brouillards,
les courants d'air violents, de quelque partie de
l'horizon qu'ils arrivent, favorisent le développement
des asthmes. L'air vicié des salles où se trouve
renfermé un grand nombre de personnes paraît être
dans le même cas. On a vu des malades être
pris d'un accès d'asthme, toutes les fois que la porte
de leurs chambres était fermée. Les gaz irritants, les
molécules métalliques, la fumée, la poussière, etc.,
accidentellement mêlés à l'air atmosphérique, exercent
sur le retour des accès une influence remarquable et
presque constante. Il en est de même des odeurs
agréables ou désagréables.

Des faits dont on ne saurait nier l'authenticité,
démontrent que la lumière exerce une action marquée
sur la production de l'asthme. Ainsi, un médecin
distingué qui a écrit sur cette maladie, M. Lefèvre,
a observé, sur lui-même, que les accès augmentaient
d'intensité vers le déclin du jour et quand il était
plongé dans l'obscurité. L'action de la lumière ne
s'explique pas ici aussi rigoureusement que celle de
l'air sur la fonction respiratoire. Cependant, cette
action est évidente chez les végétaux qui, comme on
le sait, respirent tout autrement au contact de la
lumière que dans les ténèbres. Tout le monde connaît,

à cet égard, les recherches classiques de Sennobier et d'Angenhouse.

En jugeant par analogie, il est permis de croire que la lumière intervient également dans les phénomènes de la respiration chez l'homme et les animaux. Il reste encore ici une lacune à combler par la voie de la méthode expérimentale. Tout ce que l'on sait, c'est que la nutrition subit, dans les plantes, aussi bien que dans les animaux, une altération profonde qui a presque constamment pour effet, chez ces derniers, le ramollissement des os, comme l'ont prouvé les belles expériences de M. Jules Guérin. Mais cette altération est-elle due à une viciation des humeurs ou à l'action pertubatrice de l'absence de la lumière sur la respiration ? J'admets, sans hésiter, cette dernière supposition d'autant plus que le ramollissement des os peut, dans les expériences mentionnées être très-bien expliqué par un vice de la respiration.

Je vais essayer de donner le premier cette explication, en profitant des découvertes récentes de la chimie physiologique. Rappelons, d'abord, quelques faits généralement connus et d'une exactitude que personne ne conteste:

- 1º L'oxygène de l'air qui s'introduit dans les poumons est rejeté en grande partie à l'état d'acide carbonique ;

2° La présence de la lumière favorise les actions chimiques ;

3° L'acide carbonique dissout, en quantité notable, les phosphates calcaires qui jouent un si grand rôle dans l'économie et particulièrement dans la constitution des os.

Supposons, maintenant, ce qui est au moins vrai pour les végétaux, que la respiration soit troublée par l'absence de la lumière, qu'il n'y ait plus d'équilibre entre l'oxygène inspiré et l'acide carbonique expiré, et qu'il reste, par exemple, une plus grande quantité de ce dernier qu'il ne faudrait dans le sang, quelles seront les conséquences à déduire des faits établis ?

L'acide carbonique, porté par le torrent circulatoire dans toutes les parties de l'organisme, exercera son action là où se trouve accumulée la plus grande partie du phosphate calcaire, c'est-à-dire, qu'il fera sentir son action dissolvante d'une manière sensible sur le système osseux ; en éliminant le sel terreux, soit par les urines, soit par toute autre voie, il ne laissera plus aux os que leur partie organique, la gélatine, de là leur ramollissement.

J'insiste sur cette théorie que je crois tout-à-fait neuve, non seulement en raison des questions importantes de médecine pratique qui s'y rattachent, mais encore, parce que la maladie dont il s'agit ici afflige presque tous les rachitiques, ou tous ceux dont

la charpente osseuse a été plus ou moins courbée par
suite d'affections antérieures. Sans doute, on explique
l'asthme chez les bossus par la diminution ou le
changement de direction de la capacité pectorale,
incompatible avec le jeu libre des organes respiratoires.
Mais ce n'est là que la cause physique, immédiate de
l'asthme chez les bossus. La cause organique, plus
éloignée et plus profonde, ne faudrait-il pas la chercher dans une viciation primordiale de la respiration?
On sait combien le séjour dans les endroits obscurs et
humides contribue au développement du rachitisme;
ne pourrait-on pas trouver là la clé de cette viciation?
Il serait de la plus haute importance d'entreprendre
des expériences précises sur la quantité d'oxygène
que l'homme consomme, et sur les proportions d'acide
carbonique qu'il rejette dans certaines cironstances
atmosphériques ou locales et, surtout, dans les
maladies qui semblent presque constamment précéder
l'établissement des difformités du système osseux.

De tous les agents impondérés qui tiennent sous
leur empire toute la nature, l'électricité atmosphérique est celui dont l'influence sur l'organisme vivant
a été, jusqu'à présent, le moins étudié par les médecins. Son influence sur l'asthme est également
manifeste. Ainsi, Broussais et d'autres observateurs
disent avoir vu des malades qui, par la manière dont
leur respiration se faisait, par leur dyspnée, devinaient
la présence d'un seul nuage dans l'atmosphère et

prédisaient les orages avant que rien n'en indiquât l'approche. C'est surtout sur le système nerveux que l'électricité atmosphérique paraît exercer son influence. Cette donnée est précieuse; je l'ai utilisée dans le traitement de l'asthme spasmodique ou convulsif.

On cite des cas d'observations qui témoignent en faveur de l'influence des phases lunaires sur les asthmatiques. La physique astronomique a encore bien des questions à résoudre relativement à l'action de la lune sur le règne organique et inorganique.

Parmi les *ingesta*, on signale, comme des circonstances propres à favoriser les accès de l'asthme, une alimentation trop abondante et l'usage des boissons alcooliques.

Si l'alimentation ne cadre pas avec les circonstances locales dans lesquelles l'homme se trouve placé, si l'on introduit dans l'économie une plus grande quantité de carbone, par exemple, que n'en peut consommer l'oxygène inspiré dans les poumons, l'équilibre sera évidemment troublé, et ce trouble se traduira surtout par des phénomènes qui se lient à la fonction respiratoire. En tête de ces phénomènes morbides se trouve précisément la maladie qui nous occupe.

Les causes déterminantes de l'asthme que nous venons de passer en revue, résident, pour la plupart, en dehors de l'individu; elles tiennent aux conditions atmosphériques et aux circonstances locales où il se trouve.

Il y a un autre ordre de causes que j'appellerai organiques, parce qu'elles sont en rapport direct avec la conformation des différentes parties qui composent le jeu de l'organisme.

Ces causes sont moins spéciales que celles que je viens de mentionner, parce que, indépendamment de l'asthme, elles peuvent donner naissance à une multitude d'autres maladies. Telles sont la répercussion des maladies cutanées, de la goutte, le dessèchement de vieux ulcères, la suppression des règles, du flux hémorroïdal, d'un cautère, etc. Les auteurs citent encore, comme pouvant donner lieu à l'asthme ou à des affections qui le simulent, l'inflammation des bronches, la fièvre intermittente, la variole, l'hystérie, l'hypocondrie, le scorbut, la plèthore, l'embonpoint excessif, la mauvaise conformation de la poitrine, la suspension d'un écoulement habituel. Parmi ces causes, il y en a qui, comme la mauvaise conformation de la poitrine, l'embonpoint excessif, apportent un obstacle mécanique à la respiration. On cite encore, comme susceptibles de déterminer l'asthme, les exercices de corps violents, les grandes courses, les montées difficiles, les excès vénériens et, surtout, les émotions morales vives.

Enfin, pour terminer ce qui se rapporte à l'étiologie, on cite des causes dont l'action est fort obscure ou

tout-à-fait inconnue. Telle est, par exemple, l'hérédité et le séjour dans certaines contrées. Ainsi,
d'après le récit de Crauzier, l'asthme est une affection
très-commune à l'île Bourbon ; et, suivant Auderson,
il existe, dans quelques contrées de l'Indoustan, une
maladie entièrement semblable à l'asthme spasmodique, qui paraît attaquer certains indigènes, lorsqu'ils
sont privés de la dose d'opium dont ils font un usage
journalier. Cette maladie se développe quelquefois
avec tant de violence, qu'elle se termine par la mort
au bout de quelques heures, si l'on n'administre à
temps une grande quantité suffisante d'opium. Alibert,
dans son *Traité de nosologie*, raconte l'histoire d'une
famille, dont tous les rejetons mâles furent atteints
d'asthme vers l'âge de quarante ans. L'enfance est,
en quelque sorte, une cause d'exemption. Cependant,
M. Guersant dit avoir observé l'asthme chez des
enfants de cinq à douze ans, affectés d'eczéma chronique, lorsque l'éruption avait déjà complètement
disparu.

Nature et siége de l'asthme.

Il importe de rappeler ici que l'asthme dont nous
traitons est *l'asthme essentiel* des auteurs. Nous
élaguerons ainsi, tout d'abord, les théories humorales,
les humeurs pituiteuses, auxquelles les anciens ratta-
chaient la nature et le siége de l'asthme, parce que,

au lieu de s'appliquer à l'asthme, ces symptômes diagnostiquent une affection plus profonde des bronches ou des poumons.

Sylvius attribuait cette maladie à une paralysie des poumons. Cette idée paraît être confirmée par une expérience bien connue des physiologistes : la ligature ou la section des nerfs pneumo-gastriques, jouant un si grand rôle dans le phénomène de la respiration, produit des désordres qui se rapprochent, jusqu'à un certain point, de ceux que l'on observe dans l'asthme. On sait, par les travaux des anatomistes modernes, que les tuyaux bronchiques sont pourvus de véritables fibres musculaires. Or, ces fibres peuvent, dans des circonstances données, se contracter spasmodiquement ; c'est cette contraction qui constitue l'asthme essentiel dont nous traitons ici, et qu'on pourrait définir la *crampe des fibres musculaires des bronches*. La nature spasmodique de l'asthme essentiel est, aujourd'hui, généralement admise par les plus grands praticiens. Laënnec, Reisseissen, Cruveilhier, Bricheteau, Lefèvre, admettent l'existence d'un spasme momentané des tuyaux bronchiques. Mais, ce spasme bronchique, d'où dépend-il ? Les opinions sont divisées. Suivant M. Bricheteau, le spasme bronchique est consécutif à une irritation de la membrane muqueuse pulmonaire. Sans m'arrêter aux opinions des autres médecins, je dirai que, selon moi, ce spasme est dû à une irritation nerveuse des

muscles des voies aériennes, et que cette irritation
est, en quelque sorte, comme je l'ai exposé plus haut,
un effort de la nature pour suppléer à l'hématose ou
oxygénation incomplète du sang. Broussais, tout en
admettant la contraction spasmodique des bronches,
attribue, dans le plus grand nombre des cas, l'asthme
à un spasme du cœur qui s'opposerait au dégorgement
du sang dans les poumons. La contraction spasmodique du cœur, considérée comme cause et siége de
l'asthme, me paraît être, au contraire, un fait assez
rare.

L'asthme essentiel doit donc être considéré comme
une névrose. Ce qui semble venir à l'appui de cette
opinion, c'est : 1º l'influence de certaines causes qui
agissent plus spécialement sur le système nerveux et
qui déterminent des accès d'asthme, émotions morales, frayeur, colère, excès vénériens; 2º la périodicité
des accès qui affectent une forme intermittente et souvent régulière ; 3º l'apparition et la disparition rapide
des accès et le genre de souffrances que les malades éprouvent ; 4º la liaison intime qui existe souvent entre l'asthme et les névroses de l'estomac, des
intestins, etc.; 5º enfin, le succès du traitement
narcotique ou anti-spasmodique.

L'influence heureuse de ce traitement me paraît la
meilleure pierre de touche de la nature nerveuse de
l'asthme.

Ces points établis, on s'est demandé quelle est la

partie du système nerveux qu'il faudra considérer comme le s.jet de cette névrose. M. Sostier est porté à admettre que ce sont les nerfs pneumo-gastriques qui, dans ce cas, sont spécialement affectés et qui exercent une influence sympathique sur les nerfs phréniques. Il est permis de croire que tous les nerfs qui contribuent, de près ou de loin, à l'accomplissement régulier de la fonction respiratoire, pourront être ici plus ou moins intéressés.

Accès de l'Asthme.

Phénomènes précurseurs.

Quelquefois ces phénomènes manquent, et l'invasion est instantanée; mais, d'ordinaire, le soir qui précède un accès d'asthme, il y a prostration de forces; le malade éprouve un sentiment de plénitude et d'oppression vers le creux de l'estomac. Cette plénitude ou oppression est généralement due à la présence du gaz qui s'échappe par des éructations. Le malade accuse de l'irritation dans les voies aériennes et une sáveur particulière dans la bouche. Il y a de la lassitude, de l'assoupissement et de la douleur de tête. Les urines sont pâles; il y a de la constipation.

Invasion.

A l'approche du soir suivant, le malade est tourmenté par un sentiment de constriction dans la poitrine, et par une sorte de resserrement dans les poumons, qui s'oppose au libre accomplissement de la respiration. Les accès se déclarent, en général, de dix heures du soir à deux heures du matin. Si le malade est couché, il se lève aussitôt et se tient dans une position droite ; il éprouve une gêne très-pénible dans toute la cavité thoracique ; il ramène les bras en arrière pour faciliter l'inspiration; il élève les épaules et redresse souvent la tête violemment; il saisit les corps qui l'entourent et qui peuvent lui servir de points d'appui. Tous les muscles inspirateurs sont dans une violente contraction ; les inspirations sont brusques, subitement interrompues et répétées à des courts intervalles ; plongé dans une anxiété extrême, le malade demande instamment qu'on lui donne de l'air frais ; la voix est rauque; la parole difficile et gênée; la respiration est sifflante et ronflante; il y a imminence de suffocation; le malade s'imagine à chaque instant qu'il va succomber, et il évite avec soin la position horizontale. Ces symptômes sont accompagnés d'une petite toux sèche, fréquente et interrompue. Le pouls n'est pas communément fort altéré; dans quelques cas, cependant, il est fréquent; il y a de la soif et d'autres phénomènes fébriles. Chez certains malades, la face devient rouge et injectée pendant l'accès, mais le plus souvent elle est pâle, livide et violacée; les yeux sont saillants, la surface du corps est recouverte d'une sueur froide et abondante. Il survient quelquefois des vomissements de bile ou d'aliments. On constate alors généralement, par l'auscultation, une diminution du murmure respiratoire : on dirait que l'air ne pénètre qu'imparfaitement dans les dernières ramifications bronchiques; la percussion donne une sonorité médiocre. Au commencement de l'accès, l'urine est le plus souvent très-abondante, peu colorée et peu odorante ; mais, après que l'accès est passé, elle devient très-colorée et dépose quelquefois un sédiment briqueté. Je me suis assuré par l'analyse chimique que ce sédiment se compose presque exclusivement d'acide urique.

Après quelques nuits passées de cette manière, le malade voit les accès se modérer ; les rémissions sont plus marquées, particulièrement quand il se fait une expectoration copieuse le matin et, de temps en temps, pendant la journée. Enfin, le sommeil, se rétablissant comme à l'ordinaire, la maladie disparaît quelquefois tout-à-fait.

Durée des accès.

Elle est ordinairement de trois ou quatre heures. Au plus haut degré de développement de l'accès, la toux devient plus libre ; l'expectoration plus facile et plus abondante ; les crachats sont transparents, incolores, visqueux, rougeâtres, plus souvent salés, rarement acides; ils acquièrent quelquefois la consistance d'une dissolution épaisse de gomme adragante. C'est ce que Franck appelle *sputa tenacissima glutini seriniariorum similia in filos longiores facile ductila.* M. Lefèvre cite dans le *Journal hebdomadaire,* un cas dans lequel les crachats, d'une consistance un peu ferme, repliés sur eux-mêmes un grand nombre de fois, paraissaient être moulés dans les ramifications extrêmes des bronches où ils auraient séjourné. La quantité du liquide expulsé est très-variable; quelquefois elle devient très-considérable. En même temps que la respiration et l'expectoration deviennent plus faciles, l'estomac se débarrasse par l'éructation des gaz qui le distendaient; le pouls se développe, la face reprend son expression naturelle; les urines, de pâles, aqueuses, limpides et abondantes qu'elles étaient, sont devenues plus foncées, plus rares; quelquefois, elles se suppriment complètement. Le malade fatigué finit par s'endormir; à son réveil, il se trouve en pleine santé. Dans quelques cas, cependant, il conserve de la douleur dans les hypocondres, vers l'insertion du diaphragme, de la gêne dans l'épigastre et une certaine difficulté de respirer.

Retour des accès.

L'asthme étant une fois établi, des accès reviennent périodiquement et, plus spécialement, sous l'influence de certaines causes, telles que le passage subit du froid au chaud, ou d'une atmosphère plus pesante dans une atmosphère plus légère ; les exercices violents qui accélèrent la circulation du sang ; l'augmentation de volume de l'estomac, par suite d'un repas trop copieux ou par la présence de gaz ; l'action du froid qui arrête la transpiration et favorise ainsi l'accumulation du sang dans les poumons ; les violentes passions, les odeurs désagréables, la fumée, la poussière, etc. Il semble aussi que, par une conséquence des lois de l'économie animale, l'habitude des mouvements convulsifs en amène la répétition plus fréquente. Lorsque l'asthme doit revenir la nuit suivante, il arrive souvent que le malade éprouve, pendant la journée, du gonflement à l'épigastre, et un sentiment de constriction et de gêne dans toute la poitrine. Les accès peuvent revenir régulièrement toutes les nuits ou toutes les deux nuits. D'autres fois, ils sont irréguliers ; dans tous les cas, ils finissent par devenir de moins en moins intenses, et l'intermission est toujours plus complète.

Cette succession d'accès ou de paroxysmes constitue une attaque d'asthme ; celle-ci revient régulièrement ou irrégulièrement à des époques plus ou moins éloignées.

Variétés de l'asthme.

On a distingué plusieurs variétés d'asthme essentiel :

1° *Asthme sec ou nerveux*, proprement dit *asthma siccum, sparticum*. On l'appelle *sec*, parce que l'expectoration est nulle après le paroxysme. Cette variété est extrêmement rare.

2° *L'asthme humide (asthma humidum, aquosum, pituitosum)*. On le nomme *humide*, parce qu'à la fin de l'accès il survient une expulsion abondante de matière muqueuse. C'est la variété la plus fréquente, et qui sert de type à la description de la maladie qui nous occupe.

3° *L'asthme flattulent* ou *gastrique (asthma abdominale, flatulentum ab acrimonia)*. La toux est plus sèche que dans l'asthme humide. Cette variété est particulièrement caractérisée par des flatuosités, par des douleurs épigastriques, des éructations, des vomissements, etc.

4° *L'asthme avec respiration puérile*. Cette variété, une des plus remarquables, a été établie par Laënnec. Ce médecin célèbre a compris, sous ce nom, une dyspnée qui dépend de l'augmentation du seul besoin de respirer, Les malades sont oppressés au moindre exercice ; le bruit respiratoire a repris toute l'intensité qu'il avait dans la première enfance ; de là, le nom d'*asthme avec respiration puérile*. Il est difficile d'avoir une opinion bien arrêtée sur cette variété d'asthme qu'on paraît surtout observer pendant la durée du catarrhe chronique muqueux.

Je passe sous silence beaucoup d'autres variétés qui ne sont que les signes d'une respiration plus ou moins gênée par suite d'affections étrangères à l'asthme essentiel, qui nous occupe ici exclusivement. Ruicenne est, parmi les médecins anciens, celui qui a le plus multiplié le nombre de ces variétes. L'asthme sec et l'asthme humide sont les variétés les plus anciennement connues.

Diagnostic.

C'est l'appréciation exacte des symptômes et des causes qui doit conduire au diagnostic de l'asthme idiopathique ou essentiel; c'est le commémoratif des accidents qui doivent nous apprendre à distinguer l'asthme des autres espèces de dyspnée, de l'angine de poitrine et de désordres de la respiration qui présentent avec lui quelque analogie. Cependant, il a des caractères assez faciles à établir. Ainsi, ce n'est guère que dans les accès d'asthme qu'on trouvera réunies la convulsion des muscles de thorax, l'absence de fièvre et l'intermittence complète et prolongée de tous les symptômes de la maladie. Le système nerveux est-il primitivement ou consécutivement lésé dans la maladie qui nous occupe ? C'est par la voie d'exclusion qu'on arrive à rèpondre à cette question, car les lésions du système nerveux, profondément situées, échappent toujours, pendant la vie, à nos moyens d'investigation. Ce n'est qu'après avoir examiné attentivement l'état de tous les organes qu'on pourra arrêter son jugement.

Pronostic.

Le pronostic de l'asthme essentiel n'est point fâcheux. Si les attaques ne sont ni fréquentes, ni intenses, et que le malade soit jeune et bien constitué, on peut espérer la guérison complète. Mais, quand l'individu est d'un âge avancé, que les paroxysmes sont fréquents, et que la maladie est héréditaire ou provient d'une disposition particulière aux fluxions séreuses, il est très-rare, sinon impossible, d'en obtenir la cure radicale. Lorsque les accès se rapprochent, ils peuvent devenir la cause de maladies intercurrentes, anévrismes du cœur et des gros vaisseaux, emphysème des poumons, hydrothorax, etc., ou se changer en une autre affection, telle que la phthisie tuberculeuse, la fièvre hectique, etc. Mais, sans ces circonstances, l'asthme, en lui-même, n'est point dangereux, quoiqu'il semble menacer à chaque instant les malades d'une mort immédiate par la suffocation. Dans quelques cas rares, on a vu la congestion et l'hémorrhagie cérébrales et la rupture de quelque viscère important déterminer la mort du malade au milieu même de l'accès. L'infiltration séreuse des extrémités inférieures et le diabète, sont des accidents qui accompagnent fréquemment l'asthme, principalement lorsqu'il a été de longue durée. Enfin, le danger est grand, lorsque la respiration devient subitement accélérée et courte, qu'il existe une paralysie des bras, un grand abattement des forces, une diminution dans la sécrétion de l'urine, et qu'il y a de l'écume à la bouche.

Anatomie pathologique.

L'ouverture des cadavres nous a fort peu éclairé sur la nature ou la cause de cette maladie. Une foule d'observations de Morgagni et les ouvrages de plusieurs autres anatomistes, ont cependant prouvé que, dans le plus grand nombre de cas, il y a de la sérosité épanchée dans les cellules aériennes des poumons. Quand la maladie a été de longue durée, on a trouvé, dans les viscères, différentes traces d'autres affections morbides.

Lieutaud prétend que le cœur a été souvent la principale source de tous les désordres de l'asthme. On l'a trouvé, dit-il, d'un volume excessif, ulcéré à sa surface et plongé dans la graisse qui le cachait entièrement; on a vu ses valvules ossifiées; des concrétions polypeuses dans les ventricules et dans

les oreillettes, etc. Mais toutes ces altérations pathologiques, ainsi que beaucoup d'autres qu'il signale,
se rattachent évidemment à des maladies plus
profondes, dont la dyspnée, simulant l'asthme, n'était
qu'un symptôme.

Willis avait trouvé une certaine quantité de sérosité
épanchée dans le crâne d'un asthmatique ; il se servit
de ce cas, pour expliquer l'impossibilité où devait se
trouver le malade de respirer dans une position
horizontale. Georget a signalé quelques altérations de
couleur et de consistance dans les substances cérébrales chez des individus morts d'asthme ; mais ces
altérations peuvent être consécutives au trouble de
la respiration et à l'obstacle apporté à la circulation
par les muscles inspirateurs.

M. Joly rapporte qu'il a trouvé une altération de
la substance nerveuse, voisine de la huitième paire,
chez un malade qui succomba à tous les accidents de
l'asthme, et dont le cœur et les poumons étaient
parfaitement sains.

M. Ollivier, d'Angers, a fait connaître plusieurs altérations de la moëlle épinière, telles que l'induration,
le ramollissement, la compression par des plaques
cartilagineuses, dans plusieurs cas de dyspnée intermittente; M. Bénard a ouvert le corps d'un individu
sur lequel une humeur, placée dans l'épaisseur de
l'un des nerfs diaphragmatiques, pouvait seule

expliquer la dyspnée intense qui s'était manifestée pendant la vie.

M. Andral raconte qu'un homme de vingt-quatre ans, chez lequel le décubitus dorsal, sous peine de suffocation, était impossible, succomba à un accès de dyspnée extrêmement intense. Les accidents survenus pendant la vie simulaient ceux d'une maladie du corps; on ne découvrit, dans aucun des grands viscères, une altération capable d'expliquer de semblables accidents; tout se bornait à quelques tubercules miliaires disséminés dans les poumons ; mais le médiastin inférieur était occupé par une grosse masse de ganglions tuberculeux, au milieu de laquelle passaient les deux nerfs diaphragmatiques. Il était impossible de suivre ces nerfs à travers les ganglions qui les entouraient; et, depuis leur sortie de cette tumeur jusqu'à leur distribution dans le diaphragme, ils étaient remarquables par leur couleur grisâtre et leur atrophie.

Enfin, M. Ferrus a trouvé, chez une malade asthmatique, une ossification assez étendue, placée au centre du plexus pulmonaire et qui comprimait une partie des nerfs de ce plexus. Cette altération, bien qu'elle fût liée à une hypertrophie du ventricule gauche du cœur, expliquerait mieux que la maladie du cœur elle-même le trouble que l'acte respiratoire avait présenté.

A propos de ces altérations pathologiques, considérées comme propres à éclaircir l'histoire de l'asthme essentiel ou idiopathique, M. Ferrus écrit ces sages réflexions:

« Avant d'en récuser le témoignage, il faut, dit-il, tenir grand compte des difficultés dont sont hérissés les travaux d'anatomie pathologique, ainsi que la négligence avec laquelle, en général, les dissections relatives au système nerveux sont exécutées. Il faudrait aussi avoir plus d'égards qu'on ne le fait communément, dans ce genre d'études, aux modifications infinies apportées dans les symptômes et la marche des maladies, non-seulement par les prédispositions individuelles et par la nature spécifique des altérations organiques et de celles qui les ont produites, mais encore par le degré d'intensité des causes et la progression plus ou moins brusque, plus ou moins rapide, que les altérations suivent dans leur développement. »

Traitement.

C'est là le point le plus important de la maladie. Qu'il me soit donc permis de m'y arrêter plus longtemps. Pour procéder avec méthode, je ferai d'abord connaître les moyens de thérapeutique prescrits par d'autres médecins; puis, je communiquerai le mode de traitement qui m'appartient en propre et qui m'a, jusqu'à présent, fourni les meilleurs résultats.

Depuis longtemps, on a fait varier le traitement, suivant que l'on a considéré la maladie dans le paroxysme ou hors du paroxysme.

Dans le paroxysme, il faut, disaient les anciens médecins, d'abord soulager le malade de son oppression. A cet effet, la saignée était particulièrement recommandée. « La saignée, dit Allen, est toujours le meilleur et le plus prompt de tous les remèdes, et cela, pour deux raisons : la première est qu'elle calme le mouvement de la fermentation des humeurs et diminue la fluxion; la seconde est qu'en désemplissant les vaisseaux, elle empêche que ceux du poumon ne compriment les conduits de la trachée-artère, de manière que l'air y pénètre plus facilement, que la respiration devient plus libre, et que même les sérosités qui s'étaient extravasées, peuvent être et plus aisément et plus tôt reprises par la masse du sang, lorsque les vaisseaux sont désemplis. » On employait donc la saignée dans le but de prévenir la turgescence sanguine dans les poumons. Très-souvent la saignée est préjudiciable, en retardant l'expectoration; il est certain qu'elle a des suites fâcheuses, quand l'asthme est survenu chez des individus âgés, ou qu'il dure depuis longtemps. Chez les personnes d'une constitution pléthorique, l'application des ventouses entre les épaules pourrait, toutefois, être avantageuse.

En général, voici ce qu'on peut établir de plus rationnel, relativement à l'emploi de la saignée : la saignée du bras sera pratiquée si l'accès est de longue durée ou très-intense et, surtout, si l'individu est jeune et robuste, si la maladie est récente, et qu'il y ait complication d'une fluxion pulmonaire. Bosquillon a remarqué que la faiblesse du pouls ne doit pas toujours arrêter ici le praticien, car souvent le pouls se relève dès qu'on a tiré une certaine quantité de sang. Sennert conseille l'ouverture de la veine saphène, si l'asthme tient à la suppression des menstrues et des hémorrhoïdes. Haller recommande de préférence la saignée sur la jugulaire, quoique l'ouverture de la jugulaire ne soit pas sans danger et que, dans certains cas, la mort instantanée en ait été la conséquence.

Quoi qu'il en soit, il ne faut pas abuser de ce moyen qui ne produit en général qu'un soulagement momentané. Les sangsues agissent trop peu ou trop lentement sur la circulation pulmonaire pour être très-utiles pendant l'accès. Il n'en est point ainsi des ventouses scarifiées, qu'on pourra appliquer avec avantage sur la poitrine.

Après la saignée générale et locale, on a employé tour à tour les purgatifs, les toniques, les délayants ou les béchiques, et les vomitifs. Les purgatifs sont, disent les anciens médecins, destinés à « enlever une partie des ferments et des parties hétérogènes qui sont dans le sang. »

Voici les purgatifs que le médecin anglais, Allen, recommandait d'une manière particulière :

Prenez une once de pulpe de casse, trois drachmes de séné mondé, un drachme de sel de Prunelle, une pincée de roses pâles; faites infuser le tout dans une suffisante quantité d'eau, pendant six ou sept heures, sur les cendres chaudes; coulez l'infusion, et faites dissoudre, dans ce que vous aurez coulé, une once de sirop de fleurs de pêcher, et une once de manne. Faites-en une potion que vous donnerez le matin.

Comme il y a des malades qui ont une aversion insurmontable pour les potions, le même médecin prescrivait les pilules ou la poudre suivante:

Pilules : —Prenez de l'aloès succotrin, une once; mettez-le en poudre, et arrosez-le avec le sucre de violettes ; prenez ensuite deux drachmes de rhubarbe, autant de séné mondé, et un drachme et demi de jalap en poudre, deux drachmes de crême de tartre, un scrupule de canelle; faites du tout une masse pilulaire avec le sirop de roses composé.

A prendre deux pilules le matin à jeun.

Poudre : Prenez une demi-once de pulpe de casse, deux drachmes de catholicon fin, du jalap en poudre huit grains, un drachme de crême de tartre; mêlez le tout, et donnez-le dans du pain à chanter.

Les toniques, improprement dits altérants, devaient « tempérer l'ardeur du sang et exciter la sécrétion urinaire. »

Un de ses remèdes les plus renommés était composé de la manière suivante ;

Prenez des racines de petit houx et d'asperges, de chacune deux onces ; des feuilles d'aigremoine, de pimpernelle, de bourrache, de dents de lion et de capillaire, de chacune une poignée; une once des quatre semences froides; une demi-poignée de fleurs de souci. Faites bouillir le tout dans quatre litres d'eau, jusqu'à réduction d'un quart; coulez ensuite la liqueur, et divisez-la en trois parties, dont vous ferez prendre au malade une chaque matin, pendant trois jours, après y avoir ajouté six drachmes de sirop de limons. Vous rendrez la dernière partie purgative, en y faisant bouillir deux drachmes de séné et y dissolvant une once de manne.

Les *béchiques* ou *delayants* avaient pour but de « faciliter l'expulsion et le crachement des matières contenues dans les poumons, en adoucissant et humectant les bronches. »

Voici la recette d'un de ces béchiques jadis fort vantés :

Prenez du sirop de tussilage et de celui de capillaire, de chacun une once. Mêlez-les avec six drachmes d'onguent, et donnez-en de temps en temps une cuillerée au malade, qu'il tiendra dans sa bouche, pour avaler ce qui se dissoudra.

On y ajoutait souvent quelques gouttes de laudanum, « pour calmer le mouvement irrégulier des esprits et pour arrêter la fluxion. »

Les purgatifs produisent quelquefois les mêmes effets préjudiciables que la saignée. Cependant, lorsque les asthmatiques sont incommodés par une accumulation ou une stagnation des matières fécales dans le canal digestif, il faut obvier à la constipation par les soins d'un régime convenable. Quand ce moyen est insuffisant, il faut avoir recours à l'emploi de doux laxatifs, tels que la magnésie ou le sulfate de soude, une addition de quelques centigrammes de rhubarbe. Pendant les paroxysmes, on peut combattre la constipation par des lavements émollients.

Les *vomitifs* ou émétiques, en s'opposant à l'afflux du sang vers les poumons, et en facilitant l'expectoration, sont très-avantageux dans presque toutes les variétés d'asthme. Un vomitif administré le soir, a paru, dans quelques cas, prévenir l'attaque de la nuit. Il semble donc convenable d'employer les médicaments vomitifs, et d'en répéter fréquemment l'administration. Au reste, l'ipécacuanha, à la dose de 10 à 12 décigrammes, plus doux et plus facile à régler dans son action, doit être préféré aux oxydes d'antimoine, tartre stibié, etc., et aux autres préparations antimoniales.

Je saisis cette occasion pour faire connaître mon opinion relativement à l'emploi des préparations antimoniales, dont on a fait, en tous temps, un si grand abus. Ces préparations devraient être employées avec beaucoup de ménagement : 1º parce que leur effet est extrêmement variable, non-seulement suivant les idiosyncrasies des malades, mais surtout suivant leur mode de préparation et suivant la nature des matières premières ; 2º parce que presque tous les composés antimoniaux contiennent de l'arsenic, qu'il est extrêmement dificile d'éliminer d'une manière complète. J'invoquerai à cet égard le témoignage de Berzelius, et je n'hésite pas à attribuer l'action si variable et quelquefois si nuisible du tartre stibié à la présence de l'arsenic.

Voici comment l'illustre chimiste suédois s'exprime à cet égard dans sa nouvelle édition de son *Traité de Chimie* :

« L'acide arsénieux se rencontre quelquefois dans certains médicaments, et a certainement produit souvent ainsi des effets dangereux qui devaient être incompréhensibles, tant qu'on ne pouvait pas en soupçonner la cause. C'est ainsi qu'on le trouve dans l'acide sulfurique, l'acide chlorhydrique, dans le phosphate iodique et l'acide phosphorique, mais surtout dans l'émétique, *tartarus émétïcus*, dont je n'ai jamais rencontré un échantillon qui, soumis à la flamme de réduction du chalumeau, n'ait développé l'odeur de l'arsenic. »

En général, on ne doit avoir recours aux vomitifs avec sûreté, que lorsqu'il n'existe aucun symptôme d'inflammation, que la respiration n'est pas très-laborieuse, et que les forces ne sont pas très-abattues.

Les vésicatoires et les cautères ont été très-souvent employés dans les cas d'asthme, mais ils ne paraissent avantageux que lorsque la maladie a été produite par la suppression de quelque évacuation ancienne ou habituelle, ou qu'elle est très-compliquée, comme cela se voit chez les vieillards. Dans l'asthme purement spasmodique, ils ne préviennent ni ne diminuent l'accès.

Les révulsions énergiques sont ordinairement utiles; les manuluves, les pédiluves irritants, les sinapismes placés sur les extrémités inférieures et, quelquefois, sur toute la partie antérieure du thorax, ont souvent modéré la violence des accès. (MM. Monneret et Delaberge).

Harvey a conseillé les affusions froides : une forte colonne d'air dirigée sur le malade, au moyen d'un ventilateur ou de quelque appareil analogue, produit souvent du soulagement.

Dans un cas cité par Jolly, une ligature placée sur les membres inférieurs a arrêté l'accès.

Pour empêcher la fréquence et l'intensité des paroxysmes, on a conseillé la fumée et la mastication du tabac, et quelquefois avec succès, particulièrement dans l'asthme spasmodique.

Comme le libre passage de l'air à travers les poumons est gêné, dans la première espèce d'asthme, par la présence de mucosités, on doit provoquer l'expulsion de celles-ci, à l'aide de pectoraux, tels que la gomme ammoniaque, la scille; mais les émulsifs huileux doivent être évités comme nuisibles. La décoction des racines de garance a été aussi employée dans quelques cas avec avantage.

Le plus souvent la dyspepsie est un symptôme principal de l'asthme, et le malade est très-tourmenté de flatuosités d'estomacs, d'aigreurs, et d'autres accidents analogues, que l'on combattra à l'aide des absorbants et des infusions stomachiques et amères. Le docteur Brac assure que l'on est étonné de l'excellence de la craie et de l'opium dans l'asthme, quand l'irritation provient des premières voies seulement. Il remarque également que le vinaigre, administré séparément, fait disparaître les flatuosités et la distension de l'estomac.

Les diaphorétiques peuvent se montrer avantageux dans cette espèce d'asthme qui dépend de l'irritation des poumons par les qualités de l'air, parce qu'ils provoquent l'exaltation de ces organes. On peut, avec avantage, y joindre un peu d'opium, comme cela a lieu dans la poudre d'ipécacuanha composée. D'ailleurs, le malade ne peut être exposé à l'influence des causes irritantes que l'on sait exister dans les villes et les manufactures.

Les gaz ou airs factices ont été employés par quelques médecins, mais plus particulièrement par les docteurs Beldoers et Phornton. Le premier dit que tel est l'effet miraculeux de l'oxygène, lorsqu'on l'emploie dans l'asthme, qu'il n'est pas plutôt parvenu dans les poumons, que la respiration cesse d'être laborieuse, et que les fonctions de tous les organes thoraciques s'exécutent facilement.

Le docteur Brac paraît avoir peu de confiance dans cette classe de remèdes. Cependant, il propose l'oxygène comme auxiliaire des autres moyens médicaux dans l'asthme qui provient d'une irritation muqueuse. Dans l'asthme sec, il a observé que l'oxygène était sensiblement préjudiciable, et que l'hydrogène et l'hydrogène carboné avaient été essayés sans succès. On a remarqué dans quelques cas d'asthme que la vapeur de l'héter était un puissant moyen de soulagement. Le chlore a été également vanté par quelques médecins.

Tels sont les remèdes qu'on a prescrits pendant le paroxysme d'asthme. Mais, dans l'intermission, il faut avoir recours aux toniques, tels que l'écorce de quinquina, les infusions amères, les préparations martiales, particulièrement le carbonate et le sulfate de fer. Pour seconder les effets de ces remèdes, les bains froids peuvent être employés pendant les intermissions ; et, si l'on ne peut en donner, on fera de fréquentes lotions sur la poitrine avec de l'eau froide. Les voyages sur mer, les promenades en voiture, l'exercice du cheval et le changement d'air, seront encore avantageux aux asthmatiques ; ils doivent essayer le séjour dans différentes localités, jusqu'à ce qu'ils en trouvent une où ils puissent demeurer, et dans laquelle la maladie devienne moins fatigante ou se dissipe entièrement.

Les médecins anglais ont spécialement préconisé

l'emploi du fer et, particulièrement, du sous-carbonate. Quelle que soit la préparation ferrugineuse qu'on emploie, il faut toujours l'administrer à petites doses en commençant, et en augmenter la quantité graduellement. Si quelque symptôme fâcheux se manifestait, sous l'influence de ce remède, on devrait en discontinuer l'usage pendant un certain temps, et y substituer des potions salines et des opiacés. Le manque de constance dans l'usage des toniques, quand ils sont bien indiqués, est la cause principale de leur discrédit.

La digitale est un médicament qui a été singulièrement vanté pour combattre l'asthme. On peut lui attribuer une double action, comme diurétique et comme antispasmodique. Le docteur Sagrue de Cork (tome IV du *Journal des Sciences médicales*, p. 329), cite un cas dans lequel les effets de la digitale furent promptement salutaires et décisifs. La teinture, préparée d'après la méthode de Darwin, fut employée à la dose de quinze gouttes, deux fois par jour. Lorsqu'il fut appelé par le malade, ce dernier était pâle et émacié, se plaignant beaucoup d'un sentiment de suffocation et de constriction dans la poitrine; il dormait à peine, et, après environ une heure d'assoupissement, il s'éveillait très-oppressé, était obligé de s'asseoir debout dans le lit pendant le reste de la nuit, et pensait ne pas pouvoir vivre jusqu'au lendemain. Son pouls était très-faible et donnait environ 120 pulsations par minute. C'est dans ces circonstances que le docteur Sagrue le mit à l'usage de la digitale. Mais, comme il demeurait dans une partie éloignée de la ville, il fut pendant quinze jours sans le revoir. Au bout de ce temps, le changement survenu dans l'état du malade était étonnant : il n'y avait plus ni ronflement ni oppression de poitrine; la figure était plus pleine et la physionomie moins pâle; le pouls donnait environ 80 pulsations, et était assez fort. D'après le récit que le malade fait lui-même, lorsqu'il eut pris le médicament pendant environ trois jours, il ne fut plus forcé de s'asseoir pendant la nuit et il put dormir et, après son sommeil, il se sentait rafraîchi, ce qu'il n'avait pas éprouvé depuis plusieurs mois. Au bout d'une semaine, il dormait cinq ou six heures; son appétit et ses forces augmentèrent dans la même proportion; il cessa d'avoir besoin de s'arrêter pour prendre haleine en montant; et, à l'époque où cette observation a été écrite, il était mieux portant qu'il ne l'avait été depuis dix ans.

Depuis lors, beaucoup de praticiens ont prescrit la digitale dans le traitement de l'asthme.

Le docteur Sagrue affirme, en outre, que, dans tous les cas d'asthme où il administra la digitale, les plus violents symptômes furent mitigés, et l'état général de la santé visiblement amélioré. Mais, un effet qui eut lieu chez tous les malades soumis au

même traitement, c'est que l'expectoration fut diminuée sans que, pour cela, elle parût avoir encore
besoin d'être exercée, ce qui montre combien l'action
de la digitale est différente de celle des préparations
antimoniales. Une autre différence frappante, entre
ces deux espèces de médicaments, c'est que la digitale paraît moins efficace dans les cas où elle produit
des nausées ou le vertige. Combinée à l'opium, la
digitale est, suivant Thomson, très-efficace dans
l'asthme spasmodique, à la dose de trois centigrammes, toutes les quatre ou cinq heures. Ce médecin affirme en avoir fait l'expérience avec succès dans
plusieurs occasions.

Les anciens ont beaucoup vanté l'emploi des *apéritifs* et des *diurétiques*, tels que le nitre, le chiendent,
le *ruscus acubatus* (petit houx), le fenouil, l'aunée,
la brione, l'iris de Florence, les cloportes, le cachou,
etc. Mais il ne faut user de ces moyens qu'avec
prudence, parce qu'ils peuvent faire beaucoup de
mal, et achever les malades qui auraient pu vivre
encore longtemps avec le seul régime.

Les *incisifs* et les *vulnéraires* ont joui autrefois
d'une assez grande vogue dans le traitement de
l'asthme. Au nombre de ces remèdes, on comptait :
l'érisinium, le lierre terrestre, l'abrotanum, l'hysope,
le thym, la mélisse, la sarriette, l'origan, le marrube,
l'arum, l'aristoloche ronde, les baies de genièvre,
la gomme adragante, la gomme ammoniaque, l'eau

de goudron, la térébenthine, le soufre doré, les fleurs de benjoin (acide benzoïque), le baume de leucatal, l'oxymel scillitique. etc.; tous ces remèdes, comme on le pense bien, demandent un choix, et les circonstances de la maladie doivent le régler.

Mais de tous les médicaments, ceux qui ont été le plus préconisés dans le traitement de l'asthme, ce sont les *antispasmodiques* et les *narcotiques*, ou, en général, les médicaments qui semblent exercer une action spéciale sur le système nerveux; tels sont la belladone, la juquiame, l'opium, le tabac, le ciguë, l'aconit, le stramoine, la morphine, le musc, l'acide prussique, l'assafœtida, la myrrhe, le camphre, le safran, la valériane, l'oxyde, le zinc, etc.

Du reste, on conçoit que le traitement de l'asthme a dû varier comme les théories que les auteurs se sont faites de sa nature; c'est pourquoi on trouve dans leurs ouvrages les plus grandes dissidences.

Laënnec pense que les narcotiques ont ici pour effet salutaire de diminuer le besoin de respirer. Les meilleurs praticiens ont principalement vanté l'action du *datura stramonium*, dont on fume les feuilles comme du tabac; on commence, d'abord, par en fumer une très-petite quantité, on augmente ensuite la dose, jusqu'à ce que le malade éprouve une sorte de vertige; c'est à ce moment, surtout, que le stramoine a pour effet de calmer les accès.

MM. Cruveilhier, Trousseau, Ferrus, Lefebvre,

emploient encore de cinq centigrammes à un déci-
gramme de *datura stramonium*, en extrait, dans une
potion de cent vingt-cinq grammes. Quelques médecins regardent la belladone en fumigation comme plus
efficace encore que le stramoine. Laënnec s'est assuré
que l'eau distilllée de laurier-cerise, l'acide cyanhydrique étendu, les cyanures de potassium, de fer, etc.,
calment assez souvent la gêne de la respiration, mais
d'une manière moins constante que les narcotiques
opium, morphine.

Indépendamment de ces substances, on en a
employé d'autres qui ont une action bien plus excitante encore sur le système nerveux; telles sont la
fève de Saint-Ignace, la strychnine, la noix vomique,
la brucine, le chlorure de baryum, la teinture arséni-
cale de Fowler.

H. Wihllaw dit avoir employé avec succès, contre
les accès d'asthme, la lobélie, plante de la famille
des campanulées, qui entre dans la célèbre potion
noire des Indes, et qui passe tout à la fois pour
narcotique, antispasmodique, expectorante, diurétique et sialagogue. Elléotson la regarde comme
spécifique contre l'asthme.

Wilson et Laënnec, enfin, ont retiré des avantages
de l'application de l'électricité galvanique : elle aurait
quelquefois modéré la violence des accès ; personnellement, je constate chaque jour dans ma clinique
l'efficacité des applications de la pile de Volta ; les

effets que j'en obtiens ont même été si continus, si satisfaisants que, généralement, j'ordonne l'emploi de mon appareil électro-chimique dans le traitement de cette maladie, dont la nature nerveuse est incontestable.

On a aussi obtenu, assure-t-on, des succès par l'emploi du magnétisme, en appliquant de forts aimants sur les parties antérieures et postérieures du thorax.

Pour l'asthme, comme pour toutes les autres maladies, l'emploi des médicaments actifs, spéciaux, doit être accompagné d'un traitement général hygiénique. Une atmosphère sèche et constante convient beaucoup aux asthmatiques : elle semble en quelque sorte faciliter le jeu des poumons, et apporter plus d'aisance dans l'accomplissement de la fonction respiratoire. Mais, tandis que quelques asthmatiques ne peuvent vivre dans l'atmosphère des grandes villes, il en est d'autres, au contraire, qui se portent mieux dans un air impur, tel qu'on le respire dans une chambre resserrée, où il y a des chandelles et un foyer allumés.

Dans toute espèce d'asthme, le régime du malade doit consister en aliments légers, de facile digestion, et non flatulents. Une nourriture animale, en quantité modérée, de manière à ne pas surcharger l'estomac, est celle qui convient le mieux aux asthmatiques, et, pour boisson ordinaire, ils peuvent user de

vin et d'eau ou d'autres liqueurs froides aqueuses.
Toutes les liqueurs spiritueuses et fermentées leur
sont préjudiciables. Le thé est également nuisible,
parce qu'on le boit ordinairement chaud, et qu'il a
la propriété d'affaiblir les nerfs de l'estomac. Le café,
à forte dose, a été employé dans l'asthme avec beaucoup de succès. Dans l'asthme purement spasmodique
(essentiel), le café sans lait et sans sucre, et administré, s'il est nécessaire, à des intervalles d'un
quart-d'heure ou d'une demi-heure, a pu dissiper
entièrement l'accès ; cette pratique a été continuée
pendant des années par des atteints d'asthme, qui en
ont retiré beaucoup de soulagement. Cependant,
quelques praticiens ont désapprouvé l'usage du café.
L'ail a quelquefois paru utile aux asthmatiques. Les
acides leur conviennent aussi ordinairement.

C'est surtout dans *l'intervalle des accès* que les
secours hygiéniques sont indiqués et qu'ils fournissent
des résultats utiles. On doit prescrire, surtout aux
jeunes gens et aux hommes pléthoriques, un régime
simple et léger, composé de viandes blanches et de
végétaux dont la digestion soit facile. Cependant,
lorsque la maladie a duré longtemps, une ou plusieurs années, les asthmatiques supportent et même
exigent un régime suffisamment nourrissant; mais
une nourriture fort abondante est dans tous les cas,
très-nuisible.

Au moment de l'accès, le traitement général ou les

soins hygiéniques, consistent à placer le malade dans une position verticale ou assise, à enlever les liens et les vêtements qui pourraient gêner la circulation et la respiration, à faciliter l'introduction et la circulation de l'air dans l'appartement, à éloigner tous les assistants inutiles, enfin, à administrer tous les moyens qui peuvent, vers la fin de l'accès, faciliter l'expectoration, tels que l'onguent scillitique, les préparations antimoniales, le sulfate de potasse, etc.

Parmi ces moyens hygiéniques et généraux, il est inutile d'insister sur la nécessité du calme moral, et sur l'éloignement de toutes les passions qui excitent et usent les principales fonctions de la vie ; tout le monde comprend l'importance de ce précepte. C'est particulièrement, dans l'asthme et dans les maladies du cœur, qu'il convient de mettre ce précepte en pratique.

Je viens de passer en revue à peu près tous les modes de traitement qu'on a prescrits contre les diverses variétés de l'asthme. Tous ces moyens que nous venons d'indiquer, peuvent rendre des services, si l'on n'oublie pas d'en subordonner le choix à l'étiologie et au diagnostic. Car il est bien entendu que c'est sur la connaissance précise des causes et des symptômes de la maladie, qu'il faut baser le mode du traitement. C'est l'état général du malade, ses dispositions habituelles, les affections auxquelles il a été sujet qui doivent motiver nos déterminations.

Si l'examen le plus scrupuleux n'apprend rien sur le siége de la maladie, si l'habitude de l'individu est nerveuse, s'il est affaibli, et surtout si les souffrances sont anciennes, il ne faut pas craindre d'avoir recours à l'emploi actif des antispasmodiques. Ces moyens, dont l'action sur l'économie est si énergique, ne sont souvent insuffisants que parce que leur emploi n'a pas été précédé d'un examen assez rigoureux de l'état des organes, et qu'ils sont administrés, soit mal à propos, soit avec la timidité qu'inspire toujours le défaut de connaissances positives. Si la faiblesse est très-grande, et si les accès sont régulièrement périodiques, les préparations de quinquina, associées aux antispasmodiques, sont parfaitement indiquées.

Si l'asthme s'est déclaré par suite de la répercussion d'un exanthème de la variole, de la rougeôle, etc., il faudra particulièrement diriger le traitement vers l'emploi des exutoires; les vésicatoires, l'emplâtre stibié, etc., seront du meilleur effet.

Si la maladie a pour cause la suppression d'un flux sanguin habituel, hémorrhoïdes, règles, d'un cautère, etc., on établira des émonctoires soit pour suppléer aux pertes habituelles, soit pour rappeler les écoulements supprimés.

Il faudra procéder de même pour tous les autres cas, et varier le traitement suivant les lumières fournies par l'étiologie et le diagnostic.

Lorsque l'asthme est essentiel, en d'autres termes,

lorsqu'il tient, comme toutes les névroses, à une lésion particulière, mais inappréciable, du système nerveux, j'ai toujours eu à me louer du traitement dont voici la formule :

Le malade appliquera extérieurement sur l'un et quelquefois même, dans des cas graves, sur les deux côtés de la poitrine, l'emplâtre suivante :

Incorporez dans un emplâtre de poix de Bourgogne.

Extrait de belladone ⎫
Extrait de digitale ⎭ ana 5 décigrammes.

Extrait de datura stramonium, 3 décigrammes.

Saupoudrez l'emplâtre de vingt centigrammes de tartre stibié.

En même temps, le malade prendra tous les matins trois cuillerées à bouche de la potion suivante :

Eau distillée de laitue ⎫
Eau distillée de tilleul ⎭ ana 100 grammes.

Tartrate d'antimoine et de potasse, 3 centigrammes.
Sirop de fleurs d'oranger, 15 grammes.
Eau de laurier cerise, 20 grammes.

Le soir, une des pilules suivantes :

Beurre de cacao	1 gramme
Extrait de dat. stram.	2 décigrammes
Extrait de belladone	2 décigrammes
Chlorhydrate de morphine	5 centigrammes

Pour dix pilules.

Pour boisson : infusion de camphrée de Montpellier et de fleurs pectorales.

Ce traitement m'a réussi dans tous les cas d'asthme lorsqu'il était bien constaté que la maladie était une véritable névrose, qu'elle était sans fièvre et sans lésion pathologique, saisissable par les moyens d'investigation ordinaires. Et lorsqu'elle n'était pas symptomatique, c'est-à-dire l'effet ou la manifestation d'une autre maladie siégeant, soit dans les poumons, soit dans le centre circulatoire. C'est ainsi que la thérapeutique devient souvent la pierre de touche du diagnostic.

Les substances qui font la base de ce traitement ne sont sans doute pas nouvelles ; elles ont été employées, dans des cas analogues, par des praticiens célèbres ; elles ont donc reçu la sanction de l'expérience. Mais, on remarquera que *la médication interne s'y trouve très-heureusement combinée avec la médication externe ;* et c'est là un point très-important dans l'art de guérir, et dont j'ai tiré les plus grands avantages dans une pratique particulière.

Enfin, pour terminer ce qui est relatif au traitement de l'asthme, je proposerai un moyen qui peut, entre les mains d'un habile praticien, fournir des résultats inespérés et des cas de guérison inattendus. Ce moyen consiste à placer les malades dans un appareil spacieux dont on pourra comprimer l'air à volonté. Dans aucun cas, cette compression ne devra dépasser une ou deux atmosphères. Un des effets les plus immédiats de ce mode de traitement est de faire respirer à l'asthmatique une grande quantité d'oxygène, sous un volume d'air comparativement assez petit, et il répond parfaitement à ce que nous avons dit plus haut sur les causes et la nature de la maladie. L'appareil le plus commode et le plus approprié à la circonstance pourra être une espèce de boîte en fonte et d'une capacité assez grande pour qu'un homme puisse y demeurer assis et se mouvoir à son aise. A cette boîte s'adaptera un cylindre dans lequel glissera un piston capable de raréfier ou de condenser à volonté l'air contenu dans la boîte. Il est inutile d'ajouter qu'un baromètre indiquera exactement la pression de l'air de l'intérieur de l'appareil, et qu'un médecin surveillera, avec la plus grande attention, les effets de l'opération. On ne me taxera pas, je l'espère, de novateur trop hardi ; car j'ai l'expérience pour moi, et on n'ignore pas qu'on a déjà employé, il y a quelques années, l'air comprimé dans le traitement de certaines maladies de larynx accompagnées d'aphonie.

Du reste, j'emploie avec succès, depuis vingt ans, ce mode de traitement contre ces maladies, et je puis dire que, dans tous les cas où je l'ai ordonné, le succès a toujours couronné mes espérances.

CHAPITRE XVI

SCROFULES

Quoique je me sois occupé plus spécialement des affections tuberculeuses du poumon ou de la phthisie pulmonaire, mes observations sont applicables à toute la classe des maladies tuberculeuses et scrofuleuses. Ces maladies tirent leur origine des mêmes désordres constitutionnels, reconnaissent les mêmes causes éloignées, et je crois pouvoir ajouter que le même mode de traitement est essentiellement applicable à toutes.

Le traitement des scrofules se compose de moyens hygiéniques et de moyens pharmaceutiques. Les premiers sont indiqués à toutes les périodes de la maladie ; ils sont de première nécessité, si l'on veut retirer d'un bon traitement pharmaceutique tous les avantages qu'on a le droit d'en attendre. Les moyens pharmaceutiques, au contraire, doivent être modifiés selon la période de la maladie et les symptômes qu'elle présente.

Moyens hygiéniques.

Le premier est l'habitation d'un pays chaud, d'un lieu élevé où l'air soit sec et pur. Le logement sera exposé au soleil du sud-est, il doit être spacieux, placé au-dessus du rez-de-chaussée, bien éclairé par plusieurs fenêtres, afin que l'air puisse être constamment renouvelé ; on ferait même bien de tenir les croisées continuellement ouvertes, excepté pendant la nuit.

Les vêtements des malades devront être suffisants pour les garantir du froid; ceux qui sont faits avec des étoffes de laine sont préférables, surtout pendant l'hiver, mais il faut avoir soin de les laver fréquemment ; il importe même beaucoup d'entretenir la propreté du corps par de fréquentes lotions.

Les bains, employés comme stimulants, peuvent être très-avantageux. On les prend froids, au-dessous de douze degrés du thermomètre centigrade; Bordeu et Cullen regardaient les bains comme le moyen hygiénique le plus utile dans cette maladie.

Si, après l'immersion, une chaleur douce se répand sur tout le corps, si le malade se sent à son aise et s'il a un vif appétit, alors, on pourra continuer les bains froids, parce que, dans ce cas, ils sont avantageux; si, au contraire, il frissonne en sortant de l'eau, qu'il continue à avoir froid et qu'il s'assoupisse, il sera prudent de s'en abstenir. Dans tous les cas, l'immersion doit être de courte durée, cinq ou six minutes au plus, selon la force des sujets.

Les bains d'une chaleur modérée, 28° à 30° centigrades, pourront être employés chez les malades dont la faiblesse ne permet pas l'usage du bain. La durée des bains chauds doit être de dix à vingt minutes.

Les bains, froids ou chauds, agiront avec plus d'activité, si on se sert d'eau de mer ou d'eau contenant, en dissolution, une certaine quantité de sel commun, de sulfate de soude, de potasse ou de magnésie, etc.

J'augmente encore, quelquefois, les fonctions de la peau, et j'excite en même temps tous les organes, en faisant faire des frictions avec de la flanelle imprégnée de vapeurs aromatiques ou d'une liqueur stimulante.

La nourriture des malades est un point très-important, elle doit se composer de substances toniques et riches en principes réparateurs. Les fruits, le lait, les farineux, les végétaux contenant beaucoup de mucilage, ne leur conviennent pas. Le pain de froment bien préparé, la viande rôtie des animaux, le bouillon gras, les végétaux qui renferment un principe amer, tels que le cresson de fontaine, la chicorée verte, etc., le vin de Bordeaux, pris modérément, quelquefois le café, les infusions amères et aromatiques seront très-avantageux. On doit aussi prescrire ce régime à la nourrice, lorsque l'enfant est encore à la mamelle.

Un exercice modéré, toujours proportionné à l'âge, au sexe, aux forces de l'individu, convient essentiellement dans le traitement de cette maladie. Les enfants des ouvriers sédentaires devront bien se garder d'embrasser la profession de leurs parents ; les travaux de la campagne et, en général, tous ceux qui exigent du mouvement en plein air et au soleil, contribueront beaucoup à fortifier leur constitution.

Un sommeil de dix heures pour les enfants , et de huit heures pour les adolescents et les adultes, sera toujours suffisant. Le lit ne doit pas être trop mou ; il sera composé d'un matelas et d'un sommier de plantes aromatiques. On ne doit pas commencer de trop bonne heure à cultiver l'esprit des enfants scrofuleux, et, lorsque l'âge propre aux premiers travaux intellectuels est arrivé, il ne faut pas qu'ils s'y appliquent trop fortement ; il importe, surtout, qu'ils ne soient pas contraints de s'en occuper longtemps, lorsqu'ils le font avec dégoût ; dans tous les cas, l'étude doit être entremêlée de beaucoup d'exercice, dans un lieu vaste et bien ouvert, où le soleil donne continuellement.

Il faut aussi éloigner des scrofuleux tout sujet de tristesse, les entretenir de choses gaies, propres à relever leur moral, ordinairement affaissé ; la société des personnes vives et enjouées, les voyages amusants, en leur présentant un grand nombre d'objets nouveaux, qui piquent leur curiosité, aideront à atteindre ce but.

Moyens pharmaceutiques.

Ils sont locaux et généraux.

Les moyens locaux seraient sans efficacité, si l'on négligeait les moyens généraux et internes qui peuvent, seuls, remédier à l'altération de la constitution ; mais, en les employant simultanément, ils pourront être avantageux : ainsi, lorsque l'engorgement des glandes n'est pas encore arrivé à ce point où la suppuration est inévitable, on parvient souvent à en obtenir la résolution, en y faisant des lotions avec des infusions aromatiques ou en les recouvrant d'un emplâtre dissolvant. Je me sers, dans ce cas, d'un appareil dont je suis l'inventeur, et au moyen duquel je dirige, sur les glandes engorgées, la vapeur d'eau chargée des principes aromatiques du thym, de la sauge et de l'absinthe, que je projette dans cette eau au moment de son ébullition. Ces vapeurs aromatiques m'ont réussi si souvent que je n'hésite pas à en recommander l'usage aux malades, surtout lorsque l'engorgement est à son début.

Quand l'engorgement doit se terminer par la suppuration, qui, faute d'avoir connu les moyens de la prévenir, sera devenue inévitable, il convient de la favoriser, au moyen d'un emplâtre suppuratif ou par une incision avec le bistouri.

Les moyens généraux ou internes, dont le but est de ramener à l'étal normal une organisation dont toutes les parties sont altérées, sont les seuls qui puissent produire une guérison radicale et solide.

Je vais jeter un coup d'œil sur tous ceux qui ont été préconisés jusqu'à ce jour.

Le muriate de baryte a été vanté par Pinel, qui dit en avoir retiré de bons résultats chez des enfants qui avaient au cou des tumeurs ulcérées ; il l'administrait à la dose de 5 centigrammes, de trois jours en trois jours. Ce médicament n'est plus guère employé.

Le mercure, qui avait été placé au premier rang parmi les anti-scrofuleux, est regardé, maintenant, par les médecins comme plus propre à produire cette affection qu'à la combattre.

L'iode qui, depuis vingt ans, paraît former la base et peut-être même le seul traitement à opposer aux scrofules, a déjà beaucoup perdu de sa vogue. J'ai employé souvent cet agent thérapeutique, et je n'en ai pas retiré des résultats aussi avantageux que le docteur Lugol. J'ai vu, à la vérité, sous son influence, les symptômes scrofuleux se modifier, s'atténuer pendant son administration, mais, d'un autre côté, je l'ai vu amener rapidement la maigreur et détruire complétement les forces digestives qu'il semblait augmenter dans le commencement de son usage. Voici la formule sous laquelle je le faisais prendre.

P. Iode,   10 centigrammes ;
Iodure de potassium,   10   idem ;
Eau distillée,   250 grammes ;
Sirop de gentiane,   60   idem ;

Faites, selon l'art, une potion à prendre par cuillère à bouche dans la journée pour les grandes personnes ; les enfants au-dessous de sept ans n'en prendront que la moitié.

Les succès obtenus par cette médication n'étaient pas assez satisfaisants pour que je la continuasse à l'intérieur ; j'y ai renoncé principalement à cause de la maigreur et de la fièvre qu'elle déterminait.

Lorsque je l'emploie encore, ce n'est plus qu'en pommade. Voici la formule :

P. Iodure de potassium,   2 grammes ;
Iode,   50 centigrammes ;

Pommade de concombre,   30 grammes.
Mêlez exactement.

Je fais frictionner la tumeur, matin et soir, avec gros comme une noisette de cette pommade. Chaque friction devra durer cinq à six minutes, jusqu'à parfaite absorption.

Je me sers, quelquefois avantageusement, et selon

les circonstances, de médicaments toniques pour rendre de la tonicité aux tissus, reconstituer les fonctions assimilatrices et imprimer à l'organisme la résistance vitale, tels que les préparations de quinquina, de gentiane, les infusions de houblon, de colombo, de la décoction de feuilles de noyer, des préparations ferrugineuses et de l'huile de foie de morue.

Les infusions de houblon et la décoction de feuilles de noyer servent de boissons habituelles aux malades.

Mais le moyen par excellence, celui qui me procure les succès les plus nombreux, c'est l'usage de la mixture dissolvante au troisième degré, avec addition de 2 grammes d'hydriodate de potasse ; elle modifie la constitution générale, en imprimant aux fonctions de nutrition une direction favorable. Son action bienfaisante est signalée par le retour plus ou moins prompt des forces et de l'embonpoint, et par son influence incontestable sur la maladie scrofuleuse elle-même. Je compte plusieurs cas de guérison de carie scrofuleuse des os du pied et de la main, et de carie des vertèbres avec abcès par congestion, que j'ai obtenus par ce moyen.

Pendant que je fais administrer, à l'intérieur, la mixture dissolvante, dans le but de neutraliser dans le système lymphatique, le principe de la maladie, j'emploie, à l'extérieur, une solution alcaline que je fais pénétrer dans les tissus des glandes, au moyen d'un fer chauffé à quarante ou soixante degrés.

Ce traitement, général et local, m'a toujours réussi, lorsque la diathèse scrofuleuse n'avait pas encore atteint toutes les parties et qu'elle s'était localisée.

Tel est mon traitement simple et facile à suivre, dans une maladie contre laquelle on a épuisé tous les moyens de la thérapeutique ordinaire ; mais son administration réclame une main habile, car les doses, surtout celles de la mixture dissolvante, doivent varier selon l'âge, le sexe, la période de la maladie, ses complications, l'irritabilité ou l'atonie des organes gastriques ; selon, enfin, que les scrofules sont héréditaires ou acquises.

CHAPITRE XVII

Considérations générales.

Le cœur est placé dans la cavité gauche de la poitrine ; sa base est en haut et à droite ; sa pointe est tournée en bas et à gauche, et elle bat, en dedans du mamelon, dans le cinquième espace intercostal.

Il se compose de deux parties parfaitement distinctes, l'une à droite, l'autre à gauche, et adossées l'une contre l'autre.

La partie droite l'emporte de beaucoup sur la partie gauche : elle forme à elle seule presque les deux tiers du volume total de l'organe.

Chacune de ses parties se compose d'un ventricule, véritable corps de pompe, et d'une oreillette.

La cavité du ventricule droit est ovoïde, plus large que celle de gauche, et elle descend moins bas ; l'oreillette de ce côté est plus grande que celle de l'autre et les colonnes charnues sont beaucoup plus prononcées.

Le ventricule gauche, auquel la pointe appartient presque en entier, et qui, comme nous l'avons déjà dit, représente à lui seul les deux tiers de l'organe, le ventricule gauche couvre complètement l'oreillette placée derrière lui.

A l'intérieur, ces ventricules sont formés également de deux parties, l'une qui s'embouche avec l'orifice auriculo-ventriculaire, l'autre avec l'artère placée à sa base ; seulement, tandis que, dans le ventricule droit, la portion qui correspond à l'artère pulmonaire forme, avec celle de l'orifice auriculo-ventriculaire, un angle dont le sinus regarde en haut, dans le ventricule gauche, ses deux portions, celle de l'aorte et celle de l'orifice auriculo-ventriculaire, presque parallèles, sont séparées l'une de l'autre, par la lame droite de la valvule mitrale et par une portion des deux colonnes charnues, que de nombreux tendons leur insèrent.

Derrière les valvules de l'aorte, plus robustes que celles de l'artère pulmonaire, on voit l'origine des artères coronaires, vaisseaux destinés à la nutrition du cœur.

De nombreuses colonnes charnues, dont la direction est constante, se remarque ici, comme à droite ; deux de ces colonnes se distinguent par leur volume considérable et par les nombreux tendons qu'elles envoient à la valvule bicuspide.

Les oreillettes reçoivent, la droite, les deux veines caves ; la gauche, les veines pulmonaires : elles sont dépourvues de valvules, à l'exception de la veine cave inférieure.

Une membrane, l'endocarde, tapisse la face interne du cœur ; cette membrane est plus mince dans le ventricule droit que dans le gauche, mais c'est surtout dans les oreillettes qu'elle est apparente ; ce tissu fibreux est souvent transformé en tissus cartilagineux, osseux.

On a comparé l'action du cœur à celle d'une pompe foulante et aspirante dont les valvules constitueraient les soupapes.

Sous les contractions des ventricules, les valvules qui s'embouchent à l'orifice des artères aorte et pulmonaire s'abaissent, et les valvules auriculo-ventriculaires se relèvent ; dans la dilatation, au contraire, c'est-à-dire pendant la diastole ventriculaire, le sang se trouve aspiré des oreillettes et, pendant que les soupapes artérielles se redressent, les valvules auriculo-ventriculaires s'abaissent.

Deux mouvements opposés, contraction et dilatation, caractérisent, comme on le voit, la fonction du cœur ; cette fonction, purement mécanique, s'opère sous l'influence de la vie, dont la science ne peut constater que le principe.

Les mouvements du cœur, les uns extérieurs, visibles, les autres intérieurs, cachés, ont été généralement confondus.

On a remarqué que le choc de la pointe du cœur est isochrone avec le pouls. Le fait est incontestable et acquis à la science. En effet, lorsqu'on fait prendre le pouls carotidien par une personne, pendant qu'on place la main sur le cœur, puis qu'on compte ensemble, on arrive à constater, surtout lorsque cette expérience est faite sur certains sujets maigres et notamment sur ceux atteints d'hypertrophie du cœur, que le choc de la pointe de cet organe vient frapper la poitrine, précisément au même moment qu'a lieu le battement du pouls.

Le mouvement de redressement de la pointe du cœur a pour cause principale la contraction même du ventricule ; ce phénomène s'explique par la disposition des fibres contournées du cœur qui, prenant leur point fixe aux zônes tendineuses de la base de cet organe, impriment à la pointe, en se raccourcissant, son mouvement de soulèvement.

Les mouvements intérieurs du cœur consistent dans l'abaissement et le redressement des soupapes qui se trouvent à chacun des orifices. Lorsqu'on applique la main sur cet organe, on distingue, outre

le mouvement extérieur, un double mouvement intérieur, qui cesse dès que les valvules sont détruites.

La puissance qui met en jeu les valvules des
artères n'est pas la même qui agit sur celles des
ventricules : dans les mouvements mécaniques,
physiques, des valvules semi-lunaires de l'aorte à
l'artère pulmonaire, il n'intervient, en effet, aucune
force musculaire, tandis que les tendons des grosses
colonnes charnues qui s'insèrent dans les valvules
auriculo-ventriculaires sont pour elles de véritables
muscles.

Les valvules sont abaissées, quand elles sont parallèles à l'axe du vaisseau, appliquées contre les parois ;
redressées, au contraire, quand elles sont relevées
pour clore l'orifice et empêcher le passage du sang :
le premier mouvement a lieu quand les ventricules
lancent la colonne sanguine à travers les orifices
aortique et pulmonaire ; le second, quand la diastole
ventriculaire succède à la systole, la dilatation à la
contraction.

Haller et M. Magendie ont, du reste, si minutieu-
sement décrit l'ordre suivant lequel s'exécutent les
mouvements du cœur que, pour en faire nettement
comprendre le mécanisme à nos lecteurs, nous
n'avons qu'à les citer presque textuellement.

D'après ces savants physiologistes, lorsque la
contraction ventriculaire a lieu, les valvules auriculo-
ventriculaires fermant l'écluse, les valvules sygmoïdes

s'abaissent, c'est-à-dire, viennent se placer parallè-
lement à l'axe du vaisseau pour laisser passer la
colonne de sang lancée par la systole ventriculaire ;
c'est là ce qui constitue le premier temps, composé de
plusieurs mouvements. Après la systole des ventricules, il y a un petit repos. Puis, vient la diastole,
pendant laquelle les valvules auriculo-ventriculaires
s'abaissant pour laisser libre le passage du sang
aspiré des oreillettes dans le ventricule, les valvules
semi-lunaires se relèvent ; ces différents mouvements
forment le second temps, auquel succède le grand
repos. L'ensemble de ces mouvements et le repos qui
le suit constituent un battement de cœur.

En résumé, le cœur, organe vivant, est un instru-
ment dont les fonctions ont une véritable précision
mécanique.

Pour en finir avec la physiologie de cet organe, il
me resterait à examiner quelle est la puissance nerveuse qui préside à ses mouvements ; mais, après les
belles expériences de M. Brachet, qui confirment
l'opinion émise par Bichat, nous n'avons plus qu'à
considérer ces mouvements comme dépendant du
système ganglionnaire du cœur.

Je terminerai ces considérations générales en disant
quelques mots de la question pathologique du sujet
qui m'occupe : les maladies du cœur sont assez graves
et assez fréquentes pour qu'on s'arrête sur les causes

qui les produisent, sur leur nature et sur leur diagnostic.

Les maladies du cœur n'ont été classées que dans ces derniers temps. Senard, Corvisart, Broussais, s'en sont tour à tour occupés, et leurs ouvrages, sans présenter une classification rigoureuse des affections de cet organe, ont pu, du moins, servir de base aux études qui en ont été faites dans ces derniers temps.

M. Bouillaud, dans son cadre nosologique, a établi douze classes de maladies, dans lesquelles il fait rentrer celles du cœur.

D'après cette classification, le désordre dans les fonctions, un défaut d'excitation, d'action vitale, les altérations du sang, les épanchements et hémorrhagies, les solutions de continuité et communications anormales, les déviations de l'organe, les adhésions, les changements d'étendue, de volume et de capacité, etc., et, surtout, les inflammations sont autant de causes déterminantes des affections du cœur, affections aussi diverses que multiples et qui, pour ne pas être toujours mortelles, n'en portent pas moins, dans l'organe, des altérations dont souffre toute l'économie.

Dans les maladies du cœur, il est bien rare de trouver l'organe envahi tout entier ; le plus souvent, c'est une de ses parties seulement qui est lésée ou un seul de ses tissus, aussi ne saurait-on apporter trop de soins à la détermination exacte de l'affection.

Pour le cœur, comme pour les autres organes il

existe des maladies qui ne laissent à leur suite aucun caractère anatomique sensible ; cependant, comme il est impossible de concevoir un effet sans cause, il faut bien admettre qu'à une lésion de fonction, correspond une lésion d'organe, qui, pour échapper à nos investigations, n'en est pas moins certaine.

Les maladies du cœur se développent sous l'influence des mêmes causes que celles de la plupart des autres organes : elles peuvent être dues, soit à des causes traumatiques, soit à des causes morales, soit à des causes physico-chimiques.

Corvisart reconnaît aux maladies du cœur deux causes principales : 1° l'action même de l'organe ; 2° les passions des hommes. Mais si des lésions organiques du cœur étaient dues à des causes, à la suite de palpitations violentes et prolongées n'en aurait-on pas observé de pareilles ? Chaque jour, depuis longues années, nous voyons des personnes nerveuses, tourmentées depuis longtemps par de violentes passions, et, jamais encore, nous n'avons eu à constater, chez ces personnes, des lésions organiques du cœur !

Sénac, Morgagni, Albertini, et, après eux, Corvisart, ont mentionné l'hérédité, parmi les causes des maladies du cœur, chacun porte en soi, pour ainsi dire, son patrimoine organique ; mais, cependant, on ne saurait admettre qu'un père, ayant une ma-

ladie organique du cœur, la transmettra nécessairement à ses descendants.

D'après ce qui précède, la nature des maladies du
cœur peut se déduire de la connaissance exacte de
l'anatomie pathologique, des lésions fonctionnelles
et de l'étiologie.

Quant à leur pronostic, il est loin d'être le même
dans tous les cas. Corvisart considérait la péricardite comme toujours mortelle ; cette affection cependant est peu grave dégagée de toute complication.
La rupture des parois du cœur entraîne essentiellement et immédiatement la mort. Les déformations
des valvules et les rétrécissements considérables des
orifices sont des maladies graves et essentiellement
mortelles, mais dans un temps variable. L'hypertrophie moyenne du cœur, sans complications graves,
peut enfin, avec des soins bien entendus, être, sinon
guérie, du moins ne pas empêcher le malade qui en
est atteint d'avoir une longue existence.

Je ne puis, dans un livre consacré plus spécialement
à l'étude des maladies chroniques de la poitrine, en
donner la nosographie complète ; mais, tout en me
réservant de les étudier, avec les développements
qu'elles demandent, dans un nouvel ouvrage que je
prépare, je n'en dois pas moins faire connaître ici les
signes qui les caractérisent et qui les différencient de
la pneumonie et de la pleurésie.

De la Péricardite.

D'après Holl, Sydenham, Bichat, Corvisart, Broussais, la péricardite est une inflammation du péricarde, avec épanchement, due à un refroidissement subit pendant que le corps est couvert d'une sueur abondante.

Les symptômes auxquels on reconnaît cette maladie sont très-variables, suivant qu'elle est simple ou compliquée. La peau est tantôt sèche, tantôt humide ; le pouls fréquent est plein, fort, développé, régulier, et, dans quelques cas, petit, inégal, irrégulier ; les traits sont profondément altérés, le visage est violacé, blême ; le malaise est général ; on a la dyspnée, des syncopes ; une tendance aux lipothymies en marque certains cas ; enfin, au bout de douze à quinze minutes, le sang qu'on a retiré, en saignant le malade, présente à la couche supérieure une teinte irisée, tandis qu'au bout de quelques heures, on constate que le caillot, d'un rouge assez vif, recouvert d'une couenne et marqué à sa surface de quelques points rougeâtres, est d'une consistance ferme, glutineuse et peut se soulever et se secouer sans se rompre. Mais ces symptômes graves ne se rencontrent pas toujours, heureusement : ils se montrent quelquefois, dans des péricardites peu tendues et d'une intensité médiocre, et ils manquent dans les cas les plus dangereux. Cette anomalie apparente s'explique parfaitement : la péricardite ne produit pas, par elle-même de pareils désordres, et il faut, pour qu'ils se présentent avec une telle gravité, qu'elle se complique d'une autre affection.

Du reste, les syncopes, les défaillances et les tendances aux lipothymies peuvent se développer sous l'influence d'une névrose du cœur ; dans ce cas, le danger est presque nul, une affection de l'élément nerveux ne pouvant entraîner les effets qui résultent de la formation de caillots.

Les signes auxquels on reconnait la péricardite ne sont pas seulement fonctionnels, ils sont aussi physiques. Ainsi, la palpation permet de constater un phénomène d'une certaine importance, un grattement produit par le frottement des pseudo-membranes qui doublent le péricarde ; ce grattement a lieu principalement pendant la systole ventriculaire. La percussion, lorsque la péricardite est à son début, que l'épanchement est nul, décèle pour sa part, une légère augmentation dans la matité de la région péricardiale, due à la turgescence inflammatoire dont le cœur est le siége. L'auscultation, enfin, fournit un bruit particulier, le bruit de cuir neuf, et un frou-frou qui permettent d'établir le caractère de cette affection sur des bases certaines.

On comprend qu'il faut au praticien une longue pratique, pour saisir toutes les nuances des différents bruits qui donnent la palpation, la percussion et l'auscultation ; sans une expérience de tous les jours, pour ainsi dire, on les confondrait aisément, quoiqu'ils en diffèrent essentiellement, avec les bruits que donnent les lésions des orifices et des valvules.

La péricardite simple, dégagée de complication, ne présente pas de dangers sérieux, mais, lorsqu'elle se complique d'endocardite, de graves désordres s'y rattachent et peuvent, dans certains cas, entraîner la mort.

Cette affection, dont le caractère inflammatoire a été reconnu par les plus célèbres praticiens, a été, jusqu'à présent, principalement combattue par la saignée, les vésicatoires, la diète et les boissons diaphorétiques.

Cette médication, dont l'emploi exige une grande habitude clinique, ne réussit pas toujours, quoiqu'elle soit, en apparence, la plus rationnelle. L'inflammation du cœur ne cède pas, dans tous les cas, à ces résolutifs ; souvent, les saignées, les vésicatoires n'ont pour effet que d'affaiblir le malade ; aussi n'ai-je recours à cette thérapeutique qu'avec une extrême réserve.

Généralement, je combats cette affection en employant la mixture suivante :

Prenez : Eau distillée de laitue,   150 grammes.
        Eau de laurier cerise,   4   —
        Teinture de digitale,   3   —

Et en faisant sur la région du cœur, correspondant

à la lésion intérieure, une application continue de mon appareil électro-chimique.

Quant à la transpiration cutanée, dont la cessation détermine souvent la maladie, je la rappelle à l'aide des moyens ordinaires de la thérapeutique.

Cette médication m'a réussi dans un grand nombre de cas.

De l'Endocardite.

L'endocardite est la plus importante des maladies inflammatoires du cœur. On en distingue deux espèces différentes, selon les diagnostics, l'une typhoïde, l'autre franchement inflammatoire.

L'endocardite typhoïde se développe pendant le cours des fièvres éruptives, des fièvres graves ; l'endocardite inflammatoire coïncide avec l'arthrite rhumatismale, la pneumonie et la pleurésie, maladies dont le caractère inflammatoire est incontestable.

Les causes déterminantes de l'endocardite, qu'elle soit typhoïde ou inflammatoire, sont les mêmes que celles de la péricardite, c'est-à-dire un froid subit après de grands exercices qui ont mis le corps en transpiration.

Les caractères anatomiques de cette maladie qu'il importe de bien connaître, car ils en expliquent les symptômes, sont les suivants : congestion sanguine, ramollissement, ulcération, sécrétion pseudo-membraneuse, formation de caillots dans les cavités cardiaques, épaississement des valvules et de la membrane interne du cœur avec adhérences, avec rétrécissements des orifices, etc.

On traite l'endocardite comme la péricardite : saignées, vésicatoires, et, comme, dans les cas graves, le danger est extrême, on multiplie les saignées et on met vésicatoires sur vésicatoires.

Je traite habituellement l'endocardite comme la péricardite ; seulement, comme l'affection est plus grave, je la combats par des agents plus énergiques et par l'action curative de mon appareil électrochimique ordinaire, dont j'augmente la force par un mélange particulier de sels minéraux.

Les altérations qui, dans l'endocardite, sont la conséquence de l'épaississement des valvules et de la membrane interne du cœur, ne sont pas susceptibles de guérison radicale ; toutefois, grâce à cette médication, je soulage le malade, et, si je ne lui rends pas la santé, du moins, son état cesse d'empirer, et présente même, avec le temps, une amélioration assez sensible.

La cardite.

Comme les autres éléments organiques du cœur, le tissu musculaire de cet organe est susceptible de s'enflammer.

Corvisart a étudié cette affection sous le nom de *carditis*.

La cardite est presque toujours accompagnée de péricardite ; Corvisart la regarde comme un véritable phlegmon du cœur, parce que l'inflammation sévit plutôt sur le tissu pulmonaire que sur la fibre charnue elle-même.

Le ramollissement et la suppuration, deux modes de la même altération, sont les caractères anatomiques de cette maladie.

Le ramollissement du tissu du cœur, d'abord rouge, devient blanc, lorsque la maladie est plus avancée. Le tissu, doué d'une grande résistance dans l'état normal, perd sa fermeté, devient friable et se laisse pénétrer par le doigt ; puis, il perd de sa coloration et, à la place du liquide brunâtre lie de vin, on rencontre du véritable pus.

La suppuration du cœur a lieu à travers le tissu et les fibres musculaires, mais le plus souvent le pus se réunit en foyers, qui forment de véritables abcès. Ces abcès sont, tantôt libres au milieu de la substance charnue, tantôt enveloppés dans une membrane de nouvelle formation, ce qui constitue un abcès enkysté ; ils se font jour soit à l'intérieur, soit à l'extérieur.

Des ulcérations du cœur sont la suite de cette suppuration ; ces ulcérations sont simples ou suivies d'un kyste anévrismal, ou accompagnées de la rupture d'une ou de plusieurs cloisons de l'organe.

Le diagnostic de la cardite n'est caractérisé par aucun signe propre ; cette affection ne se présente jamais, d'ailleurs, sans complication de péricardite ou d'endocardite ; on comprend donc que son traitement ne diffère pas essentiellement du traitement de ces deux maladies.

De l'hypertrophie du cœur.

L'épaississement des parois du cœur et la dilatation de ses cavités amènent l'hypertrophie de cet organe.

Laënnec et Bertin, et tous les auteurs qui ont écrit après eux, admettent que l'hypertrophie peut être simple, excentrique ou concentrique.

L'hypertrophie simple est celle où les cavités du cœur conservent leur capacité normale, et où les parois sont plus ou moins épaisses ; l'hypertrophie excentrique, l'anévrisme actif de Corvisart, est caractérisée par l'épaississement des parois, coïncidant avec la dilatation des cavités ; l'hypertrophie concentrique, enfin, est celle où l'on rencontre, avec l'épaississement des parois, une diminution notable dans la capacité des cavités.

Ces trois formes d'hypertrophie ne sont pas toutes également fréquentes : la première ne se rencontre pas souvent, surtout dans le ventricule droit; la deuxième est la plus commune, et la troisième, moins rare que la première, se rencontre plus fréquemment dans le ventricule droit que dans le gauche.

L'hypertrophie peut être générale ou partielle; pour en apprécier les degrés, il faut établir les limites qui séparent l'état morbide du cœur de son état normal.

D'après M. Bouillaud, le poids du cœur, chez un adulte bien conformé, est, en moyenne, de 230 à 270 grammes; la circonférence, mesurée à la base des ventricules, est de 249 millimètres, la longueur du ventricule gauche à la pointe est de 90 millimètres; la largeur, prise à la base des ventricules, et en allant de l'un des bords à l'autre, est égale à cette longueur; le ventricule gauche a, à sa base, de 15 à 16 millimètres d'épaisseur; le droit, 6 seulement; enfin, la capacité de la cavité du ventricule droit l'emporte un peu sur celle du ventricule gauche.

Mais à l'état morbide, c'est-à-dire lorsque l'hypertrophie est générale, le poids de cet organe peut s'élever de 270 à 500, 600 et même 700 grammes; l'épaisseur du ventricule gauche peut arriver à 30 et 32 millimètres, celle du ventricule droit à 38; la circonférence peut s'élever jusqu'à 340 millimètres, et la longueur jusqu'à 130.

Lorsque le cœur sort ainsi de ses limites physiologiques, il éprouve naturellement, dans sa direction, sa situation, sa forme et ses rapports, des changements importants. Ainsi, au lieu de rester conique, il s'arrondit et devient dodu. Quelquefois, lorsque la dilatation des cavités se joint à l'hypertrophie, il offre la forme d'une gibecière; il se place transversalement dans le côté gauche de la poitrine et sa pointe ne bat plus dans le cinquième espace intercostal, mais dans le sixième, le septième et même le huitième; enfin, dans certains cas extrêmes, les poumons sont refoulés et sa base remonte jusqu'auprès de la clavicule.

La diminution de capacité, qui donne à l'hypertrophie concentrique son caractère, doit être attribuée à l'hypertrophie des couches musculaires intérieures.

Dans l'hypertrophie pure, le tissu musculaire, plus ferme, plus résistant, est d'un rouge beaucoup plus vermeil qu'à l'état normal. Dans ce cas, cette affection est une simple augmentation de nutrition, sans altération dans les qualités chimiques ni dans la composition des tissus épaissis; cependant, il arrive, parfois, que le tissu musculaire du cœur subit, après l'hypertrophie, un ramollissement.

Dans les hypertrophies excentriques, enfin, les cavités du cœur contiennent une quantité de sang qui, dans quelques cas, peut aller jusqu'à 250 et 300 grammes.

Les signes de l'hypertrophie du cœur sont directs et indirects ; ces signes ne permettent pas de méconnaître cette maladie, de la confondre surtout avec de simples palpitations nerveuses.

Lorsque l'hypertrophie est simple, sans complication du côté des valvules et des orifices, les battements du cœur ont plus de force et plus d'étendue. Dans certains cas, on constate deux mouvements bien distincts, l'un de toute la masse du cœur, l'autre de sa pointe seulement.

A l'état normal, la matité qui délimite les ventricules s'étend dans un espace de deux pouces carrés ; dans l'hypertrophie, elle en occupe un de trois pouces et demi. Comme on le voit, la matité est **en raison** directe de l'augmentation du volume du cœur et de sa dilatation.

Les bruits du cœur sont sourds, obscurs, lointains, lorsque l'hypertrophie est considérable et que les cavités ont perdu de leur capacité ; lorsque, **au contraire,** les parois ventriculaires sont peu épaissies et les cavités dilatées, ces bruits sont plus clairs, plus sonores et s'entendent dans une étendue assez considérable de la poitrine.

Laënnec a constaté, dans la région précordiale, lorsque les battements du cœur sont très-considérables, un tintement métallique qu'il a désigné sous le nom de *cliquetis métallique.*

Une respiration courte et fréquente, des battements

du pouls faibles, inégaux, intermittents, sont encore des signes de l'hypertrophie.

L'hypertrophie du cœur se déclare généralement à la suite d'endo-péricardites chroniques ; elle a donc, pour cause première, la cause déterminante de cette dernière affection.

Les médecins combattent l'hypertrophie par les émissions sanguines, le repos, un régime alimentaire approprié et surtout par la digitale, employée sous toutes les formes.

L'hypertrophie du cœur étant une maladie essentiellement chronique, on ne peut arriver à la guérir qu'avec le temps et qu'en suivant, avec persévérance, une médication spéciale qui l'attaque dans sa cause première, c'est-à-dire qui fasse cesser l'inflammation des tissus qui la détermine.

Cette maladie n'étant qu'une complication de l'endo-péricardite, je prescris la mixture déjà indiquée, ainsi que l'application de la ceinture électro-chimique ; je soumets, en même temps, le malade à un régime particulier, continué pendant plusieurs mois.

Du reste, je varie mes prescriptions, suivant l'âge, le tempérament et le degré de la maladie.

CHAPITRE XVIII.

DES MALADIES NERVEUSES.

Considérations générales.

Si, parmi les maladies qui affectent l'espèce humaine, il en est qui sont caractérisées, comme celles que je viens de décrire, par une altération plus ou moins profonde des organes, il en est d'autres, au contraire, qui ne laissent aucune trace appréciable de leur passage à travers notre économie.

Ces affections, connues sous le nom générique de névroses, ont leur siége dans le centre nerveux ; elles ont, le plus habituellement, pour cause un trouble grave des fonctions, occasionné, soit par une vie trop sédentaire, soit par des excès, soit par des émotions trop violentes, soit par la surexcitation d'un organe au détriment de plusieurs autres; elles sont le résul-

tat immédiat du déplacement de l'influx nerveux qui,
détourné de sa voie normale, ou bien reste en sura-
bondance dans ses organes spéciaux, ou bien s'accu-
mule sur tel ou tel point de l'organisme, qui le solli-
cite plus particulièrement.

Toute névrose, c'est-à-dire tout déplacement de la
force nerveuse de la périphérie vers le centre, se réduit
donc à des modifications de fonctions : modification
des fonctions de nutrition, modification des fonctions
de relation, modification des fonctions de reproduction.

Les névroses sont caractérisées par divers symptômes, les uns négatifs, les autres positifs, qui peuvent
en être considérés comme les phénomènes secondaires.

La diminution ou la perte de la sensibilité de la
peau, la diminution de la contractilité musculaire et,
quelquefois, la paralysie, la difficulté ou l'absence de
la menstruation, l'abolition, à divers degrés, de la
vue, de l'odorat et des autres fonctions sensitives;
l'annihilation plus ou moins complète de l'intelligence,
de la mémoire, de la volonté, etc., sont les symptômes
négatifs de ces affections et peuvent, jusqu'à un certain point, être considérés comme des maladies particulières; la douleur, le tremblement, les convulsions,
les spasmes, le délire en sont les symptômes positifs.

L'illustre Sidenham, devançant son époque, disait
dans son traité sur *l'hystérie des femmes :* « Il me
paraît que ce que l'on nomme, dans les hommes,

affection hypocondriaque, et, en général, les vapeurs, proviennent du désordre ou mouvement irrégulier des *esprits animaux*, lesquels se portent impétueusement et en trop grande quantité sur telle ou telle partie, y causent des spasmes ou même un sentiment douloureux, et troublent les fonctions des organes, tant de ceux qu'ils abandonnent que de ceux où ils se portent, les uns et les autres ne pouvant manquer d'être fort endommagés par cette distribution inégale des esprits animaux, qui est entièrement contraire aux lois de l'économie animale. „

Ces lignes d'une vérité si féconde renferment toute la théorie des maux des nerfs; Galvani, en affirmant et démontrant qu'il existe une électricité animale ou biologique et, après lui, Bueg et les pathologistes modernes, n'ont pu que les développer et en préciser le sens.

Tout praticien habile qui voudra combattre avec succès une affection nerveuse, qu'elle soit caractérisée par un ou par plusieurs symptômes, devra donc mettre tous ses soins à ramener la *circulation nerveuse* à des conditions normales, c'est-à-dire à rappeler à la périphérie la force nerveuse accumulée vers le centre.

Une classification méthodique des névroses en genres et en espèces est à peu près impossible; on les distribue, cependant, en trois groupes, le premier comprenant les névroses qui ne présentent qu'un seul symptôme intense, fréquent, grave, et qui se rattache aux fonctions de relation; le deuxième, renfermant les névroses affectant spécialement l'appareil de nutrition et les névroses attaquant plus particulièrement l'appareil reproducteur; le troisième, enfin, comprenant les névroses symptomatiques, reconnaissant un empoisonnement général pour cause.

Dans le premier groupe, entrent la névralgie dé la face intercostale, sciatique, cardiaque, puerpérale, etc., l'éclampsie des enfants, les attaques de nerfs, le spasme de la glotte, les paralysies du sentiment, essentielles, symptomatiques, etc.; dans le deuxième, la gastralgie, l'entéralgie, l'hypocondrie, etc., et dans le troisième, le mercurialisme, l'intoxication saturnine, la folie alcoolique, etc.

L'issue de ces maladies, auxquelles prédisposent les tempéraments nerveux, les professions sédentaires, surtout celles qui mettent en jeu notre intelligence et nos passions, une vie opulente et oisive, tout ce qui peut amener une perturbation brusque de l'économie, l'issue de ces maladies, dis-je, est très-variable : les unes cèdent presqu'immédiatement à une médication rationnelle; les autres, plus longues, empoisonneraient l'existence tout entière, si la science n'avait pas su trouver, dans l'électricité, un agent merveilleux dont l'action bienfaisante finit toujours par rendre à la circulation nerveuse toute son intensité, c'est-à-dire par faire cesser la cause de l'affection; quelques autres, enfin, comme le spasme de la glotte et l'engine de la poitrine, déterminent brusquement la mort, parce qu'elles surprennent à la fois le malade et le médecin.

Mais, je ne saurais trop le répéter, ces diverses affections, déterminées par une cause commune; l'absence de sensibilité et de motilité à la périphérie, cèdent, généralement, quels que soient leurs caractères particuliers, à tout traitement ayant pour effet de ramener ces deux fonctions à leur état normal.

Je vais décrire rapidement les névroses les plus génériques, et j'en ferai connaître, en même temps, les causes et le pronostic; je dirai, également, quelques mots de leur traitement en général, mais seulement pour constater à quelle impuissance la science en a été réduite, jusqu'à ces derniers temps; je démontrerai, enfin, que ces affections sont combattues avec le plus grand succès par un traitement rationnel, aidé par l'électro-galvanisme, cet agent toujours inoffensif qui, entre les mains d'un praticien prudent et exercé, amène des guérisons qu'on ne saurait obtenir de tout autre médicament.

Gastralgie.

La gastralgie est une affection des plexus nerveux de l'estomac, moins remarquable par sa violence que par l'amertume qu'elle répand sur l'existence de ceux qui en sont atteints.

Elle est marquée par des troubles digestifs divers et elle est accompagnée par certaines maladies ou, même, par certains états physiologiques ; ses symptômes dominants sont : l'anorexie, les nausées, les vomituritions, la gastrodynie, la polydipsie, l'œsophagisme, la boulimie, le pica, le pyrosis, etc. ; elle survient souvent à la suite des gastrites, de la fièvre typhoïde ; elle est, enfin, l'apanage de toutes les personnes qui, faibles et nerveuses, mènent une vie sédentaire et sont fatiguées par les veilles, les jeûnes, les travaux intellectuels trop assidus, les chagrins, les plaisirs et la bonne chère.

Les symptômes qui caractérisent cette affection existent tantôt isolément et tantôt combinés ; ils se manifestent selon sa cause ; ils sont si connus qu'il suffit de les indiquer : l'anorexie est la perte permanente de l'appétit ; les nausées sont le prodrome du vomissement ; la gastrodynie est une douleur de la région épigastrique ; la polydipsie une exagération de la soif, inévitable dans les maladies aiguës ; l'œsophagisme, l'une des formes de la dysphagie, est une constriction spasmodique de l'œsophage qui rend extrêmement douloureux l'acte de la déglutition ; la boulimie est une exagération de la faim ; le pica et la malacie sont des aberrations de l'appétit ; le pyrosis, enfin, est une sensation de brûlure, accompagnée d'un flot de liquide âcre et brûlant.

Cette affection, grave par sa durée et par le ravage qu'elle exerce sur tout l'organisme, n'est pas mortelle; elle cède, ordinairement, aux efforts combinés d'un régime et d'une thérapeutique sagement dirigés; cependant, lorsque la cachexie se déclare, à la suite des troubles de la digestion, la mort peut en être le résultat.

Le traitement des gastralgies proprement dites est à la fois diététique et thérapeutique. Si les malades ont souffert sous le rapport de l'alimentation, on prescrit un régime tonique et analeptique; si, au contraire, ils ont abusé, on conseille un régime légèrement altérant. On emploie, contre ces affections, les amers, les ferrugineux, les alcalins, les frictions, les bains. On combat, enfin, les symptômes, suivant leur nature, soit par des boissons acidulées, soit par des absorbants, soit par des opiacés, soit, encore, par des alcalins. Mais toute cette médication n'agit que bien lentement et ne triomphe pas toujours de ces opiniâtres maladies.

Je prescris, dans bien des cas, et avec succès, une tisane composée de feuilles de véronique, sommités de mélisse, fleurs d'arnica, de pouliot, à des doses déterminées, et des frictions avec le mélange suivant: eau salée, ammoniaque, teinture de genièvre; je fais prendre, en outre, de temps en temps, une pilule laxative d'Anderson dans une cuillerée de soupe.

Mais le moyen le plus efficace pour amener une guérison prompte et radicale est, sans contredit, la ceinture électro-chimique. Souvent, aussitôt que le malade en a fait l'application, les douleurs qu'il éprouvait disparaissent, il éprouve un bien-être extraordinaire dans tout son corps, la force de l'estomac est augmentée, l'appétit revient, le sang circule plus vite et porte, enfin, la chaleur et la vie dans tous les organes.

Névralgie.

Une névralgie est, d'après Chaussier, une douleur plus ou moins vive, siégeant sur le trajet d'un nerf ou de ses ramifications.

D'après cette définition, il y a donc autant de névralgies qu'il y a de trajets nerveux; néanmoins, je ne décrirai que les névralgies de la face intercostale et sciatique, les plus fréquentes et aussi les plus importantes.

La prosopalgie ou névralgie de la face est une douleur qui a son siége sur le nerf trifacial; elle se subdivise en névralgie sus-orbitraire, névralgie sousorbitraire et névralgie maxillaire ou complète, suivant qu'elle est bornée à l'un des troncs de ce nerf ou qu'elle en occupe les trois branches à leurs principales ramifications.

Cette affection est essentiellement intermittente; pendant l'accès, qui arrache souvent au malade des cris déchirants, l'œil est rouge, fermé, larmoyant, la joue est tuméfiée et l'aile du nez, également congestionnée, a des battements spasmodiques.

Ces accès sont fréquents et ont une durée et une intensité variant dans des limites extrêmes.

Cette affection est extrêmement longue et persiste, quelquefois, toute la vie ; quoique la santé soit généralement bonne, à la longue, elle peut amener la cachexie.

Le froid, l'hérédité et, en général, toutes les causes de névroses peuvent amener la prosopalgie ; cette affection peut être engendrée encore par les miasmes marécageux ; l'exostose, l'anévrisme, le cancer lipome, etc., en comprimant le nerf trifacial, la développent fatalement ; enfin, l'anémie et l'hystérie sont aussi des causes qui peuvent la produire.

Cette maladie, sans être mortelle, est d'autant plus grave que le malade, désespérant de ne jamais guérir, cherche souvent dans le suicide un soulagement à la suite de tortures dont elle l'affecte.

On la combat par les topiques excitants, le camphre, le baume opodeldooch ; puis, par les narcotiques, et, lorsqu'elle résiste, par les révulsifs ; en dernière ressource, enfin, on pratique des cautérisations transcurrentes ou on opère la section du nerf.

On traite les névralgies symptomatiques par une médication spéciale ; ainsi par exemple, le mercure est employé contre celles qui tiennent à une diathèse syphilitique et les martiaux contre celles qui se lient à la chlorose.

Passons maintenant à la névralgie intercostale et à la névralgie sciatique, qui ont, du reste, des caractères communs avec la névralgie de la face.

La névralgie intercostale est une affection moins grave que la précédente; elle débute par une douleur sourde, pongitive et d'intensité variable, siégeant dans les espaces intercostaux moyens ; elle affecte les branches antérieures et postérieures des nerfs dorsaux et y développe une douleur que la pression soulage en général.

Le froid, le zona, la tuberculisation pulmonaire commençante et toutes les causes de névralgie la déterminent; on la distingue facilement des affections inflammatoires de la poitrine, mais on la confond aisément avec le rhumatisme thoracique : pour la diagnostiquer sûrement, il suffit de promener le doigt sur les apophyses transverses des vertèbres dorsales.

La névralgie sciatique, par sa marche, ses causes, son opiniâtreté, se rapproche tellement des maladies rhumatismales qu'on la confond souvent avec elle.

Cette affection affecte le plexus sacro-lombaire et les troncs principaux qui en émanent; on lui donne, suivant le nerf qu'elle occupe, différents noms : névralgie complète, névralgie prétibiale, névralgie plantaire ; elle est ou aiguë ou chronique; la douleur qu'elle détermine est continue, mais paroxistique, et entraîne un mouvement fébrile très-manifeste et quelques symptômes généraux.

Comme la névralgie intercostale, elle n'exerce aucune influence sur la santé générale; mais, peu à peu, lorsqu'elle est devenue chronique, le membre affecté s'atrophie et le malade finit par boiter.

La névralgie sciatique peut se combiner avec la diathèse rhumatismale et, dans ce cas, il est à peu près impossible de faire la part de chacune de ces affections.

Cette maladie, que le froid détermine généralement, et, qui, jamais, ne compromet l'existence, a des caractères assez tranchés pour qu'on puisse la distinguer aisément.

Le traitement de cette névralgie, et de la névralgie intercostale, est le même que celui de la prosopalgie; mais, pour la névralgie sciatique, on obtiendra de l'emploi des appareils électriques, combiné avec un traitement rationnel, avant surtout que la maladie ne devienne invétérée, d'abord un mieux inespéré et, enfin, une guérison radicale.

Hytérie.

L'hystérie est une perturbation générale de la fonction nerveuse, caractérisée par divers accidents et, spécialement, par une constriction de la gorge avec sensation d'un corps étranger, qui, partant de l'utérus ou de l'épigastre, s'achemine vers la langue.

Dans cette affection, lorsqu'elle est arrivée à son maximum, on observe, du côté de l'intelligence, des troubles plus ou moins profonds qui, parfois, peuvent aller jusqu'à la vésanie ; la nutrition affecte un ou plusieurs symptômes de la gastralgie et, en outre, la masse intestinale se distend au point de simuler une grossesse ; l'appareil de la circulation participe également au désordre : le pouls est très-fréquent et de violents accès de palpitation se déclarent chez les femmes ; les organes de la respiration eux-mêmes sont atteints, tantôt par une dyspnée, tantôt par une toux quinteuse, saccadée, opiniâtre ; enfin, la sensibilité générale, toujours atteinte, est plus ou moins intense.

L'hystérie confirmée est caractérisée, en outre, par des accès variables, dont les plus connus sont la boule hystérique et l'attaque de nerfs : la boule hystérique est la contraction pénible, jusqu'à la suffocation, qui, partant de l'estomac, suivrait le trajet gastro-intestinal et monterait, pour s'y fixer, jusqu'à la gorge ; l'attaque de nerfs, en général très-courte, mais très-fréquente, est un phénomène encore inexpliqué, qui se produit à la suite d'une colère, d'une contrariété, d'un chagrin : le malade pousse un cri et tombe, privé subitement des phénomènes extérieurs de la vie.

Ces accès sont malheureusement trop fréquents,

surtout chez les femmes, pour que mes lecteurs n'aient
pas eu l'occasion de les étudier dans leurs émissions
et leurs paroxismes ; aussi ne m'arrêterai-je pas à les
décrire.

Cette affection est encore caractérisée par des paralysies du sentiment et du mouvement, plus ou moins
étendues, plus ou moins durables, en général locales,
hémiplégiques et même paraplégiques.

L'hysterie peut-elle affecter les hommes? Il est bien
évident que si on rapporte exclusivement cette affection à un état morbide de l'utérus, les hommes en
sont à l'abri. Mais la forme érotique ne déterminant
pas seule l'hystérie et n'en étant même qu'une complication, on doit admettre l'opinion de Sydenham
qui veut qu'il y ait identité entre cette affection et
l'hypocondrie. L'hypocondrie et l'hystérie ont des
caractères identiques et présentent les mêmes désordres intellectuels ; s'il y a, entre ces deux affections,
une différence qui tient à des modifications sexuelles
inévitables, cette différence est véritablement de trop
peu d'importance pour faire naître et justifier une
dissidence quelconque.

L'hystérie peut être développée, par des causes
multiples : un tempérament nerveux, l'hérédité, une
vie opulente, oisive, sédentaire, y prédisposent ; un
accès peut être la conséquence de toute exagération
de l'action nerveuse ; la fréquentation des bals, des

concerts, les lectures romanesques, le coït, la masturbation, en sont autant de causes déterminantes.

Son diagnostic se fonde sur la multiplicité, la mobilité, la fugacité des symptômes; son pronostic est
grave, non parce qu'elle menace la vie, mais à cause
de l'exaltation nerveuse qui la suit.

Le traitement de cette affection doit être plutôt
hygiénique que thérapeutique; l'emploi judicieux de
mon appareil électro-chimique viendra, encore ici
heureusement en aide aux agents anti-spasmodiques
ou existants qui seront employés.

Rhumatismes.

Les maladies rhumatismales, quelles que soient
leurs différences, aussi importantes que nombreuses
cependant, ont certains caractères communs qui ont
permis leur classification.

La mobilité et l'intermittence, l'irrégularité dans
leur marche, leur durée, tantôt courte, tantôt indéfi-
niment prolongée, la douleur qu'on retrouve constamment comme un de ses éléments principaux, sont
autant de caractères communs à ces affections.

Leur apparition est due à l'influence d'une cause
à peu près unique : le refroidissement ou l'humidité.

Les maladies rhumatismales forment trois groupes
principaux, suivant qu'elles affectent plus spéciale-

ment, soit les muscles, soit les articulations, soit enfin les viscères.

Le rhumatisme musculaire peut exister dans tous les points de l'économie, où se rencontre le tissu musculaire, seul ou bien uni à des tendons ou à des bourses synoviales : négligé ou mal traité, il passe facilement à l'état chronique et, alors, il empêche les malades de se livrer à leurs occupations.

Lorsque la douleur existe au cou, le rhumatisme devient un torticolis ; lorsque ce sont les lombes qui sont affectées, c'est le lombago ; enfin, on lui donne le nom de pleurédynie, lorsqu'il a son siége aux parois latérales de la poitrine.

Cette affection est quelquefois accompagnée de la contracture d'un muscle.

Le rhumatisme articulaire aigu n'est pas, comme le rhumatisme musculaire, une simple douleur, apparaissant, sous l'influence des variations atmosphériques, à des intervalles plus ou moins éloignés ; c'est une véritable maladie, donnant lieu, dès son début, à une fièvre interne, qu'accompagnent des douleurs atroces, et qui, envahissant la plupart des grandes articulations, condamne le malade, pendant des semaines entières, à une immobilité absolue.

On emploie, contre cette affection, plutôt par habitude que par discernement, des émissions sanguines abondantes et souvent répétées, le sulfate de quinine à dose altérante, le nitrate de potasse, le tartre stibié ou les opiacés, les vésicatoires et une multitude d'autres médicaments, la digitale, l'extrait d'aconit Nopel, le suc des feuilles d'artichaut, qui tous, comme les émissions sanguines, les vésicatoires, etc., sont souvent sans efficacité et ne rendent pas même la douleur moins intense.

Le rhumatisme articulaire chronique, ou succède au rhumatisme articulaire aigu, ou débute avec ce caractère, mais ce n'est jamais qu'une inflammation plus intense que celle-ci, accompagnée de symptômes plus marqués.

Le traitement suivi pour le rhumatisme aigu est employé dans le rhumatisme chronique, sans plus de succès et avec un plus grand danger, car les boissons émollientes qu'on ordonne, dans l'un et l'autre cas, ont, alors, pour effet de prédisposer à l'anémie, aux pâles couleurs, et donnent lieu à la gastralgie et aux autres affections nerveuses.

Les organes intérieurs, le poumon, la plèvre, le cœur et son enveloppe, le diaphragme, l'estomac, le foie, les reins, etc., peuvent être atteints, comme les muscles et les articulations, par un rhumatisme.

Cette affection, que caractérise l'irritation et la congestion des parties atteintes, se traduisant par les mêmes symptômes que l'irritation non rhumatismale de ces parties, ne serait pas facile à reconnaître, si elle ne coïncidait pas avec la disparition des douleurs rhumatismales externes.

Le traitement de ces trois espèces de maladies rhumatismales ne diffère pas essentiellement : je prescris formellement, et avant toute médication, des applications continues de ma ceinture électro-chimique qui, par l'action excitante qu'elle exerce sur la peau, détermine une dérivation salutaire ; ensuite, je fais faire, sur toutes les parties du corps, des frictions avec le liniment suivant :

Prenez : Eau commune   200 grammes
          Ammoniaque   40   —
          Essence de térébenthine   10   —
          Teinture de scille   30   —

Je fais prendre, en même temps, une tisane diaphorétique et, chaque jour, deux pilules laxatives.

Dans les cas les plus graves, j'ai recours à un emplâtre médicamenteux, composé de la manière suivante :

Prenez : Poix de Bourgogne   9 s.
          Goudron   2 grammes ;
          Extrait de digitale   2   —
          Extrait de datura-stramonium 2   —
          Camphre   3   —

Mêler le tout et étendre dessus 30 centigrammes de tartre stibié.

Ce traitement, modifié suivant les cas, a rendu la santé à un grand nombre de mes malades, atteints depuis de longues années, soit de rhumatismes articulaires chroniques, soit de névroses sciatiques.

Goutte.

La goutte est une de ces affections qui, d'un instant à l'autre, peuvent mettre la vie en danger; diathésique, héréditaire, revenant par attaques, elle se porte indifféremment sur toutes les articulations et, principalement, sur celles des pieds et des mains; quelle que soit sa forme, aiguë ou chronique fixe, ou irrégulière, elle a sur la constitution et sur la liberté des mouvements l'influence la plus fâcheuse.

Elle est essentiellement caractérisée par une fluxion douloureuse et par des affections symptomatiques aussi diverses que multipliées, nerveuses ou inflammatoires, et par la dyspepsie et la gravelle.

Ai-je besoin de dire quelles sont les causes déterminantes de cette maladie? N'est-il pas évident que, comme toutes les affections dont je viens de faire la nosographie, elle se déclare à la suite d'excès dans le régime, excès de tous genres qui, détournant le cours normal de l'influx nerveux, irritent certaines parties de la périphérie et y apportent un trouble, une altération résistant habituellement aux traitements les plus énergiques de la thérapeutique ordinaire.

La goutte n'étant, comme nous venons de le voir, qu'une tuméfaction douloureuse, il faut la combattre par l'électricité, une médication spéciale, et, chose importante, par un régime convenable ; en d'autres termes, il faut attaquer la maladie dans son principe et résoudre, par un traitement électrique, l'œdème qui la caractérise.

L'expérience a prouvé que l'action électro-magnétique de mes appareils triomphait habituellement de la tuméfaction goutteuse, ainsi que de la douleur qui l'accompagne, en rendant aux muscles toute leur tonicité et toute leur énergie, aussi est-ce avec une entière confiance que j'en ordonne l'emploi à mes malades, en en proportionnant l'action à la violence de l'inflammation.

Quant au traitement médical, je le modifie suivant la gravité de la maladie, mais en lui laissant assez d'énergie pour en détruire les principes.

Je n'en finirai pas sur la goutte sans dire un mot d'une autre inflammation des articulations, l'arthrite.

L'arthrite est une affection caractérisée par la douleur, le gonflement et la gêne des mouvements ; elle est produite, soit par les coups, les chutes, les luxations, soit par la blennorhagie, l'infection purulente, etc.

Son traitement ne diffère pas essentiellement du traitement de la goutte ; je la combats également par l'électrisation et par une médication rationnelle.

Paralysies.

La paralysie est caractérisée généralement par la perte du mouvement volontaire et par l'abolissement du sentiment de la peau; toutefois, dans quelques cas, la faculté du mouvement est seule affectée, tandis que, dans d'autres, c'est celle du sentiment de la peau.

Cette affection peut être générale ou partielle : elle est générale, lorsqu'elle occupe tous les organes du mouvement; partielle, lorsqu'elle affecte un seul côté du corps, ou la moitié inférieure du corps, ou un membre supérieur et le membre inférieur du côté opposé, ou lorsqu'elle est limitée à un seul organe.

La paralysie qui a pour cause une altération des centres nerveux : congestion, inflammation, hémorrhagie et les autres maladies du cerveau, présente deux phases bien distinctes : ou elle est entretenue par la lésion centrale, ou elle s'est localisée dans les muscles.

La paralysie traumatique provient ou de la lésion des centres nerveux ou de celle des nerfs et des muscles.

La paralysie qui tient à la lésion d'un nerf est regardée généralement comme incurable; mais l'expérience a démontré que les muscles, après avoir subi une atropie proportionnelle à la lésion, finissent toujours par guérir, c'est-à-dire par recouvrer le mouvement.

La paralysie saturnine est toujours précédée des accidents qui caractérisent l'intoxication du plomb ; elle ne s'attaque, d'ailleurs, qu'aux ouvriers qui travaillent ce dangereux métal.

Les paralysies rhumatismales ont pour cause, comme les rhumatismes, la suppression brusque de la transpiration par l'impression d'un froid subit ; elles siégent ou à l'avant-bras ou à l'épaule et elles peuvent revêtir un caractère fort grave.

La paralysie hystérique est la conséquence des troubles qu'un tempérament hystérique ou irritable occasionne dans le système nerveux. Dans le principe, sa marche est lente ; mais, peu à peu, elle pénètre dans les parties profondes, gagne les muscles, les nerfs des organes, du sang et il en résulte des pertes du mouvement, de la vue, de l'ouïe.

La paraplégie, enfin, qui n'est que la paralysie de la moitié inférieure du corps, est due à la lésion traumatique de la moëlle épinière ; quoi qu'on fasse, les muscles paralysés, après une blessure de la moëlle, ne recouvreront leur contractilité et leur mouvement, que lorsque ; la lésion de la moëlle étant guérie, l'inervation spinale leur sera revenue.

Quelles que soient les ressources que la thérapeutique nous offre pour le traitement des paralysies, aucune médication ne saurait entrer en parallèle avec l'électricité.

Écoutons ce qu'en dit M. le docteur Thomas J. Graham, l'un des médecins les plus distingués de Londres :

« Une foule de paralysies ont été guéries ou notablement améliorées par l'usage judicieux de l'électricité ou du galvanisme, et, à moins qu'il n'existe quelques symptômes qui en contre-indiquent l'emploi, on ne doit jamais les négliger, surtout lorsque les autres remèdes ont échoué. »

Personnellement, dans une clinique déjà longue, j'ai obtenu, souvent, par son emploi, de très-bons résultats.

En résumé, l'électrisation localisée rend assez souvent le mouvement et le sentiment, et, si elle n'attaque pas la maladie dans son principe, du moins elle en fait cesser les effets.

Qu'à l'action de l'électrisation vienne donc se joindre une médication raisonnée, qui en combatte les causes, et le malade ne tardera pas, c'est notre conviction intime, à éprouver un mieux inespéré, demandé en vain à tous les autres agents thérapeutiques.

CHAPITRE XX.

DE L'ÉLECTRICITÉ ET DE SON APPLICATION AU TRAITEMENT DES MALADIES CHRONIQUES ET DES MALADIES NERVEUSES.

L'électricité existe dans les trois règnes de la nature avec des modifications et des différences notables; il n'est pas un seul corps qui n'en contienne.

Elle se trouve autour de nous, dans l'atmosphère, et fait partie des influences auxquelles nous sommes soumis; elle est répandue au-dedans de nous et a la part la plus active aux actes qui s'exécutent dans notre organisme; on peut, enfin, la développer artificiellement, la mettre en mouvement, la faire agir, en modifier, pour ainsi dire, l'action à volonté.

L'électricité atmosphérique est un fluide impondérable qui se meut avec une rapidité prodigieuse; elle se répand également sur toutes les substances con-

ductrices qui se trouvent dans sa sphère d'activité ;
son influence impressionne vivement les femmes, les
enfants, les tempéraments nerveux, les personnes
d'une santé délicate, et, surtout, les malades ; son
action est tellement manifeste, qu'il n'est pas rare de
voir certaines natures, lorsque l'atmosphère en est
surchargée, éprouver de la lourdeur, des malaises, de
la céphalalgie, des migraines, des crampes, de l'oppression, des douleurs, enfin, une série de phénomènes morbides qui, tous, agissent d'une manière
sensible sur notre économie.

L'électricité animale ou biologique est un fluide
particulier, analogue au fluide électrique ordinaire,
qui se transmet du centre nerveux à nos organes et
y entretient la vie ; si sa répartition se fait régulièrement dans toute l'économie, il y a santé, dans le cas
contraire, il y a maladie ou mort.

Le rôle que joue l'électricité dans l'organisme ne
nous est encore connu que par ses résultats. Si l'on
a pu comparer le corps humain à une bouteille de
Leyde, nous n'en connaissons pas encore l'incompa-
rable mécanisme. Mais ne nous suffit-il pas de savoir
que cet agent unique circule dans le système nerveux
du centre et de la moëlle épinière à chacun des appareils où s'élaborent le sang, le chyle, l'urine, etc., et
que toutes les réactions chimiques qui concourent au
même but, la conservation de l'individu et de l'espèce
s'opèrent sous son influence ? L'électricité animale

n'est donc autre chose que le fluide vital, être hypothétique dont la nature et l'existence n'ont jamais été démontrées et par lequel les anciens essayaient d'expliquer les divers phénomènes d'inervation.

L'électro-thérapie, quoique encore peu avancée, a fait, cependant, de tels progrès, qu'on peut, aujourd'hui, l'employer avec une certitude presque mathématique.

La première application de l'électricité atmosphérique au traitement des maladies fut faite, en 1748, par Jallabert, professeur de philosophie expérimentale, à Genève; il constata que si l'électrisation est vive et soutenue, le pouls monte de 80 à 96 pulsations par minute.

Après Jallabert, Lecat et de Sauvages opèrent successivement, au moyen de l'électricité, la guérison de plusieurs paralytiques. Après eux, l'abbé Saus, professeur de physique, se livre à de nombreuses expériences, et en obtient de véritables prodiges. Plus tard, l'abbé Bertholon applique l'électricité à l'hygiène, à la pathologie et à la thérapeutique, et il conseille de l'employer contre les affections cutanées, les engorgements cosécutifs aux fièvres, les spasmes et les convulsions, la dyspnée, les douleurs, la folie, etc. Le docteur Mazars de Cazèles, à la même époque, l'applique avec succès au traitement des rhumatismes articulaires chroniques, et à celui des engorgements scrofuleux. Plus tard, enfin, Sigaud de la Fond, électrise un hémiplégique et obtient une guérison parfaite, et Mauduyt guérit, à l'aide du même moyen, plusieurs rhumatismes.

Ces admirables résultats thérapeutiques, obtenus par nos premiers maîtres en électrisation, malgré la défectuosité de leurs appareils et de leurs procédés en prouvant que l'électricité était un remède complètement inoffensif, qui soulage s'il ne guérit, aurait dû encourager les médecins physiologistes et les engager à continuer des expériences, dont la thérapeutique devait retirer tant de bienfaits. Malheureusement, l'esprit de routine qui, toujours, pendant un certain temps, lutte contre les principes nouveaux qui se produisent, cet esprit, dis-je, en combattant ce moyen presque assuré de guérison, produisit un temps d'arrêt qui en arrêta les progrès.

Jallabert, Lecat, de Sauvages et les autres physiologistes que je viens de nommer avaient obtenu les résultats qui ont fondé l'électro-thérapie à l'aide de l'électricité statique. Aujourd'hui, ce mode d'électrisation est rarement employé. On lui préfère généralement, et avec raison, l'électricité dynamique qui n'offre pas les mêmes inconvénients et qui jouit de propriétés spéciales, pouvant être localisées.

Passons rapidement en revue les divers modes d'électrisation.

On nomme galvanisme, l'électricité qu'on développe par la simple superposition de certains corps;

elle a, avec l'électricité ordinaire, la plus grande ressemblance, sans avoir avec elle une complète analogie.

On dégage cette électricité à l'aide, soit de la pile de Volta, appareil formé de rondelles de cuivre et de rondelles de zinc, séparées par des rondelles de cuir, ou bien au moyen des piles de Wolaston, de Danniel, de Bunsen.

Toute pile a deux pôles, l'un positif, l'autre négatif ; le pôle positif dégage de l'électricité vitrée, le pôle négatif de l'électricité résineuse ; ces deux fluides sont mis en communication par deux fils adaptés aux pôles et dont les extrémités sont nommées électrodes.

La quantité d'électricité produite par une pile dépend de la surface des éléments qui la composent, sa tension et de leur nombre.

Les courants peuvent être continus et intermittents ; ils sont continus, lorsque les deux électrodes se touchent ; intermittents, lorsque le courant est tour à tour ouvert et fermé.

Les effets du galvanisme sur l'économie animale sont des plus énergiques ; on ne peut en faire usage qu'avec les plus grandes précautions. Il donne au sang plus de cohésion et peut même le coaguler ; il en accélère la circulation ; il rend la bile plus opaque et plus épaisse ; il augmente les excrétions, ainsi que la sécrétion de l'urine, et précipite les sels qu'elle contient.

Les moyens d'administrer le galvanisme sont très-nombreux; on a répété et multiplié les expériences pour trouver le meilleur mode de son application ; Humboldt, Aldini, Magendie, Nysten, etc., ont proposé et rejeté, tour à tour, divers appareils qui, s'ils présentaient, dans certains cas, des avantages réels , dans d'autres, ne pouvaient être employés sans de grands inconvénients; on peut donc dire que, jusqu'à ce jour, ce point de thérapeutique est resté un véritable problème à résoudre.

En 1819, Arsted constate un phénomène tout à fait remarquable, celui de l'action du courant électrique sur l'aiguille aimantée; Ampère et Arago analysent ce phénomène dans tous ses détails et en établissent la théorie; Schweïger, en répétant leurs expériences, obtient des actions très-énergiques avec une pile de Volta d'un seul couple, en joignant les deux extrémités par un fil recouvert de soie qui revient plusieurs fois sur lui-même; dès ce jour, l'électro-magnétisme ou électricité par induction est découverte.

L'électricité par induction est un des agents les plus précieux de la médecine; il peut agir sur la peau, sur un muscle, sur un nerf ou sur les os, comme il peut atteindre les organes les plus profondément situés.

Cette électricité produit sur la peau une sensation vive, instantanée, qu'on peut graduer selon les besoins; elle a l'avantage de donner un courant plus fort, quoique d'une action calorique moindre, que le galvanisme.

L'électricité d'induction est employée dans les paralysies et dans les affections convulsives; sous son action, la transpiration est évidemment augmentée, ainsi que toutes les sécrétions; elle produit des contractions musculaires, une accélération du pouls, etc.

On a donné à l'électricité par induction le nom de faradisation du nom de Faraday qui, le premier, l'a le mieux étudiée et, aussi, pour la distinguer de l'électricité statique et de la galvanisation, électricité de frottement et électricité de contact.

La faradisation s'opère au moyen des courants d'induction; on les obtient à l'aide de l'appareil de M. Duchenne de Boulogne, le plus précieux de tous, parce qu'il est d'un jeu facile et que les courants qu'il donne peuvent être gradués à volonté et suivant les besoins.

Les courants galvaniques et les courants d'induction, quoiqu'ayant des propriétés communes, jouissent, cependant, de propriétés spéciales qui, suivant le cas, font qu'on préfère tantôt les uns, tantôt les autres.

Ainsi, lorsqu'on veut décomposer les humeurs vicieuses de certaines plaies, d'ulcères de mauvaise nature, changer le mode de sécrétion, coaguler le sang dans les anévrismes ou les varices, faire pénétrer des médicaments dans les goîtres et autres tumeurs, etc., il faut employer les courants galvaniques; mais lorsque, au contraire, on a à combattre des névralgies, des rhumatismes, la chorée, l'hystérie, etc., ce sont les courants électro-magnétiques, dont l'action chimique est beaucoup plus faible, qu'il faut employer.

Concluons.

L'électricité joue le rôle le plus important dans la nature; elle est répandue dans toute l'économie animale, à ce point qu'il suffit que son action cesse un seul instant d'agir sur un de nos organes pour que celui-ci soit immédiatement atrophié, frappé de mort.

D'un autre côté, l'expérience a cent fois permis de le constater, l'électricité, qui se manifeste dans les moindres actions chimiques, est un des plus puissants agents que la nature ait mis à notre disposition pour guérir cette multitude de maladies chroniques et nerveuses, qui semblent se jouer des efforts du médecin et de la patience du malade.

Malheureusement, jusqu'à présent, l'électricité n'a pu être employée d'une manière générale et dans tous les cas où son concours aurait été, cependant, d'un grand secours. Parmi les causes qui en ont le plus empêché l'application, je citerai les suivantes qui sont, sans contredit, les plus importantes : d'abord, les instruments qui la produisent n'étant pas à la portée des malades, ceux-ci n'en peuvent faire usage qu'à un moment déterminé et qu'à des intervalles assez éloignés, de telle sorte que l'amélioration obtenue la veille cesse souvent le lendemain ; et, ensuite, par cela même qu'on ne peut, avec ces instruments, l'appliquer d'une manière continue, on a dû, pour en obtenir des effets certains, lui demander une action plus puissante, déterminant presque toujours des sensations insupportables et quelquefois même une irritation dangereuse.

Or, après m'être convaincu par des études de tous les jours et par une expérimentation incessante, que l'emploi de l'électricité, de cette force mystérieuse qui régit la création et dont l'analogie avec le fluide du système nerveux ne saurait être niée, ne pourrait être que salutaire dans certaines affections et, principalement, dans celles qui font l'objet de ce traité, j'ai dû chercher un appareil qui ne présentât pas ces inconvénients, que le malade pût porter constamment sur son corps et sans gêner ses mouvements, et dont les effets chimiques pussent être continuellement l'auxiliaire puissant d'une médication rationnelle.

La ceinture électro-chimique que j'ai fait établir remplit complètement, aucun fait ne m'a encore démontré le contraire, le but que je voulais atteindre : elle stimule les tissus sous-jacents, rend au sang sa circulation, excite les excrétions de la peau, agit efficacement sur la digestion, combat l'inflammation, l'agitation, les spasmes, donne, enfin, dans le traite-

ment des maladies chroniques et des maladies nerveuses, des résultats tels qu'il est bien peu de cas où
je n'en prescrive pas l'emploi, en en réglant, naturellement, la force ou plutôt l'action, suivant le tempérament du malade et la nature de l'affection que
j'ai à combattre.

Grâce à cet appareil appliqué sur le corps sous
forme de plastron, ceinture, bracelet, l'électricité est
devenue un auxiliaire précieux de mon traitement :
il active l'effet des médicaments que j'emploie avec
succès, depuis longtemps, dans le traitement des maladies chroniques et, principalement dans celui des
maladies de poitrine et des affections nerveuses, gastralgies, paralysies, scrofules.

En finissant, qu'il me soit donc permis, tout en
constatant les immenses bienfaits que l'électricité
peut rendre et rend chaque jour dans l'art de guérir,
qu'il me soit permis de déplorer, une fois de plus, que
les préjugés, le mauvais vouloir, l'ignorance et la
routine, ces éternels ennemis du progrès en soient
encore à se coaliser pour condamner les applications
intelligentes qui peuvent être faites de cet agent
merveilleux qui, heureusement pour l'humanité,
fait chaque jour, et malgré eux, de nouvelles con-
quêtes.

Mais qu'importent ces clameurs intéressées ! Si certaines écoles mettent encore en doute ses vertus curatives, l'électricité n'en a pas moins pour elle et les

sommités de la science, parmi lesquelles nous pouvons citer M. le professeur Bérard qui déclarait « qu'elle doit absolument figurer dans le programme d'études du futur élève en médecine, » et, ce qui vaut encore mieux, les nombreux malades qui lui doivent non seulement la santé, mais encore la vie, et dont la voix reconnaissante s'élève incessamment pour bénir ses bienfaits.

« Les maladies chroniques, disait Cœlius Auré-
lianus, dans le deuxième siècle de notre ère, ne
guérissent ordinairement, ni par le hasard, ni par le
bienfait de la nature ; elles réclament formellement
l'intervention d'un médecin habile, et lui préparent,
s'il réussit, une part de gloire plus grande et plus
assurée, tandis que les maladies aiguës se guérissent
souvent d'elles-mêmes, soit par les seuls efforts de la
nature, soit par un pur effet du hasard. »

Dès mon début dans la carrière médicale, convaincu de cette vérité, je me livrai sérieusement à
l'étude des maladies chroniques, principalement les
affections de la poitrine.

Je me plaçai dans une position qui me permit
d'observer ces affections sur une vaste échelle, et
après avoir consacré plusieurs années à l'étude des
altérations produites sur nos organes dans les maladies chroniques, et m'être lassé, enfin, d'ouvrir des
cadavres et de chercher, comme beaucoup de médecins, les principes de la vie dans les entrailles de la
mort, sans résultat appréciable pour l'humanité, je
dirigeai désormais tous mes soins vers les études
thérapeutiques, persuadé que ce n'était que par la
connaissance approfondie des vertus des médicaments
que l'homme de l'art pouvait décidément guérir. Je

cessai de voir dans les systèmes et les idées préconçues autre chose que des hypothèses à vérifier, et je demandai aux faits, que je rassemblai avec soin, des résultats que je pourrais plus tard ériger en principe.

Dès 1840, j'avais entrepris une série d'expériences, dans le but de trouver des moyens thérapeutiques plus efficaces que ceux employés jusqu'à ce jour dans le traitement des maladies chroniques, principalement les affections des voies respiratoires.

Le succès a dépassé mes espérances : les nouvelles combinaisons de remèdes que j'ai employées avec l'aide de mes appareils portatifs électro-chimiques, m'ont procuré des résultats inespérés.

Parmi les milliers de guérisons bien constatées que j'ai obtenues, je n'en publie dans cet ouvrage, comme observations à l'appui de ma méthode, que quelques-unes, celles ayant pour objet des malades qui avaient été regardés comme incurables par des célébrités médicales de Paris et de province.

Je cite ici quelques-uns des articles publiés dans les journaux par de savants médecins ou d'habiles chimistes qui ont parlé avec avantage de mes appareils galvano-chimiques dans leur emploi contre les maladies de la poitrine, les paralysies, gastralgies, etc.

En médecine comme en politique, lorsque la cause du mal est découverte, il ne s'agit plus que d'en trouver le remède et d'en effectuer l'application.

Il faut bien convenir que c'est là précisément le point le plus difficile.

La thérapeutique des affections de poitrine, si nombreuses, si diverses et presque toujours imparfaitement traitées, — s'est enrichie, grâce au docteur Tirat, d'un agent d'une puissance incontestable et dont chaque jour d'innombrables attestations et de nombreux témoignages de reconnaissance viennent constater les bienfaits.

Nous voulons parler de ses appareils électro-chimiques.

La forme particulière de ces appareils permet de les appliquer sans en éprouver aucune gêne, aussi bien sur la poitrine que sur toute autre partie du corps affecté de douleurs. Grâce à leur action magnétique jointe aux substances médicamenteuses dont ils sont imprégnés, le malade ressent presque immédiatement une amélioration rapide souvent suivie de guérison. Ils développent un courant galvanique, constant, insensible, bien que toujours accusé par le galvanomètre ; et sans occasionner la moindre fatigue, produisent une action salutaire sur la peau, accroissent l'activité des organes excréteurs, provoquent une transpiration bienfaisante et amènent l'absorption complète des médicaments qu'ils contiennent.

Les appareils électro-chimiques du docteur Tirat, que nous avons examinés avec soin, s'emploient sous forme de plastrons, de ceintures, de bracelets, de cravates, joignant la légèreté à l'élégance ; — et par le fluide galvanique qu'ils dégagent, sans jamais occasionner aux malades la moindre sensation irritante ou désagréable, — agissent de la façon la plus heureuse, la plus incontestable dans les cas de bronchites, — même les plus rebelles à toutes les médications, amènent une amélioration notable dans les cas de phthisie pulmonaire au premier degré et même au troisième.

Les attestations, et les lettres adressées au célèbre praticien, attestent d'ailleurs, plus que tout ce que nous pourrions dire, les prodigieux résultats obtenus chaque jour par l'application de ces ingénieux appareils combinés avec l'emploi de sa médication rationnelle.

Nous ne pouvons donc que les accueillir comme un véritable bienfait, et après en avoir fait l'expérimentation, témoigner au docteur Tirat toute notre reconnaissance.

A. M...,

Chimiste, Auteur de divers ouvrages scientifiques.

On ne parle partout depuis quelques années que des phénomènes étonnants produits par l'électricité et de ses merveilleuses applications dans les arts et dans l'industrie, grâce à cet agent doué d'une prodigieuse puissance et dont nous pouvons nous faire une idée, soit par les phénomènes grandioses qui se produisent dans les hauteurs atmosphériques pendant les orages, soit par la transmission instantanée de la pensée humaine, à travers l'immensité des steppes terrestres et à travers les profondeurs sous-marines de l'Océan. — Les sciences humaines ont réalisé des progrès tels que l'imagination peut les concevoir à peine. — Une seule branche des connaissances humaines, celle qui nous touche de plus près parce qu'elle préside à la plupart des actes de notre existence, semblait encore, il y a fort peu de temps, en retard sur toutes les autres, faute d'avoir demandé à cet agent, si fécond en ressources, les applications qu'elle pouvait en obtenir au profit des souffrances de l'humanité. — Il n'en était rien heureusement, car des chercheurs infatigables travaillaient, dans le silence du cabinet ou dans les laboratoires, à des expérimentations physiologiques, destinées, par l'étude des phénomènes vitaux, sinon à résoudre ces problèmes, du moins, à jeter de la lumière sur ces questions, en appliquant avec succès l'électro-galvanisme au traitement et à la guérison d'une foule de maladies, jusqu'alors rebelles aux efforts des médecins.

Dès lors, la thérapeutique électro-médicale avait pris rang parmi les meilleures méthodes curatives. — L'électro-galvanisme remplissait un vide que les électriciens devaient achever de remplir. — Parmi les savants qui ont vulgarisé l'électro-magnétisme, nous mettrons en première ligne : MM. Becquerel, Duchesne, Remak, de Berlin; Van Holsteck, de Bruxelles. — C'est surtout grâce à leurs recherches que l'on a appris à manier l'électricité, à l'appliquer aux actes physiologiques, et par suite, à traiter avec succès un certain nombre de maladies, jusqu'alors considérées comme inaccessibles, aux moyens de traitements connus. — Ce n'est pas seulement au profit des gens riches que les médecins utilisèrent les ressources de l'électro-galvanisme; ces moyens ne tardèrent pas, sur leur recommandation, à être employés dans les hôpitaux.

Des dispensaires publics, où l'on mettait gratuitement au service des malades les appareils perfectionnés que la science appliquée a inventés, furent créés à Paris.

Parmi ces établissements, citons la clinique que MM. Mallet et Tripier, ces deux éminents praticiens, ont ouverte rue Christine, à Paris.

Une grande révolution dans l'art de guérir s'est opérée, comme dans toutes choses, depuis quelques

années. — Aux systèmes étroits des anciennes écoles,
— à leurs théories, toujours hypothétiques, souvent
erronées, a succédé la méthode expérimentale, c'est-
à-dire l'examen scrupuleux des faits et de leurs conséquences; c'est à elle seule que l'on doit attribuer
le véritable progrès qui s'est accompli; la certitude
dans les résultats que l'on obtient aujourd'hui. —
Pour citer un exemple que tout le monde pourra
comprendre, voyons ce que nous disent Claude Ber-
nard, Robin et autres physiologistes modernes, à propos des fonctions de la peau ou des tissus sous-cutanés
et ce qu'ils pensent des altérations qui peuvent en
être le siége. — Ils nous apprennent à ce sujet ce que
l'on ne soupçonnait pas autrefois (lorsque l'on suppo-
sait que la respiration se faisait uniquement à la surface des vésicules pulmonaires), c'est que toute la surface du corps de l'homme respire, absorbe l'oxigène
de l'air et exhale quantités de produits inutiles qui
sont éliminés par les vaisseaux capillaires.

En effet, les tissus en général et les tissus sous-cutanés surtout sont composés d'une infinité de tubes
capillaires artériels ou veineux, excessivement fins et
enchevetrés les uns dans les autres, et de filets nerveux qui président à leur fonctionnement. Dans l'état
normal, leur activité fonctionnelle est accusée par
une douce chaleur, par l'activité de la circulation,
par la marche régulière des liquides, par le libre
exercice des réactions chimiques qui se produisent

entre les divers liquides, et les sels qu'ils contiennent.

Enfin par le fonctionnement normal de l'action nerveuse qui préside à ces divers actes physiologiques, et produit dès lors le bien-être et la santé (car lorsque l'équilibre est interrompu entre l'absorption et l'élimination, les maladies et la mort en sont la conséquence forcée).

Or, supposons un instant, qu'un refroidissement subit, ou une autre cause quelconque apporte un trouble sérieux, à l'élaboration capillaire, de telle ou telle région. — Le fonctionnement régulier de ces divers organes ne s'opérant plus, l'élimination ayant cessé, les particules qui devaient disparaître, rentrent dans la circulation, deviennent un poison pour les organes, alors survient la maladie (bronchite, pneumonie, rhumatisme, paralysie ou tout autre affection des voies respiratoires). — Eh bien, en présence de ces altérations, de ces maladies, disons-le, c'est à l'électrogalvanisme, cet agent si rapproché de la force vitale, qu'il faudra s'adresser, si l'on veut obtenir un remède certain et rapide. — Car ce moyen bien employé modifiera et rétablira le fonctionnement momentanément interrompu de la peau, des tissus sous-cutanés et des nombreux organes excréteurs et secréteurs. — Sous son influence, la chaleur reviendra, la circulation sera rétablie, l'oxigénation du sang et l'élimination des produits inutiles recommencera, la douleur dispa-

raîtra ; en un mot, l'état normal primitif, c'est-à-dire
la santé succèdera à la maladie. — Dans un nombre
infini de circonstances analogues, l'électro-galvanisme, manié par des mains expérimentées, est
devenu, grâce au perfectionnement des appareils que
l'on emploie aujourd'hui, le moyen le plus sûrement
efficace que l'on connaisse pour améliorer et guérir,
un grand nombre de maladies qui faisaient le déses-
poir des médecins et des malades. — Il est certainement le meilleur, pour le traitement de toutes les
maladies de poitrine en général, des affections rhumatismales, des paralysies locales ou générales, des
névroses, enfin de toutes les maladies nerveuses, qui
sont la conséquence et la suite, des revers de fortune,
des contrariétés, des chagrins domestiques, en un
mot, de tous les troubles nerveux, qui malheureusement sont si communs dans la société actuelle, continuellement tourmentée et bouleversée. — Parmi
les moyens électro-médicaux les plus ingénieux. qu'il
nous ait été donné d'examiner, se trouvait une
série d'appareils électro-chimiques, que le docteur
Tirat emploie, sous forme de ceintures, de cravates, etc., etc. Ils joignent à l'élégance, au confort
et à la légéreté, une action galvanique, insensible et constante parfaitement accusée par le galvanomètre — et qui malgré cela n'occasionne jamais
la moindre sensation désagréable.

Maintenant nous comprenons comment les médecins spécialistes électriciens et parmi eux le docteur Tirat, obtiennent tant de bons résultats dans une foule de cas où la médecine restait généralement impuissante.

Docteur VITAL

(Publicité du Nord).

OBSERVATIONS

Plusieurs malades m'ont donné la permission ex-
presse de publier, avec leurs noms, les observations
qui les concernent ; les autres, qui ne m'ont pas auto-
risé par écrit, pouvant trouver mauvais que leur nom
soit imprimé dans cet ouvrage, ne sont désignés que
ar leurs initiales.

OBSERVATIONS

PREMIÈRE OBSERVATION

Pulmonie chronique.

La sœur de Mme Delourme, tenant café-restaurant, rue de Tournai, 14, place de la Gare, à Lille, présentait les symptômes suivants :

Toux continuelle et très-forte, grande oppression, douleur à la région du cœur, suffocation au moindre mouvement.

L'amélioration s'est fait sentir en peu de jours, et après un mois de traitement, elle était guérie.

Lille, le 29 septembre 1872.

Monsieur le docteur Tirat,

La joie que j'éprouve de me voir guérie, en si peu de temps, par votre mode de traitement, après de longs

jours de souffrances, occasionnées par une toux conti
nuelle, une oppression intolérante qui éloignait tout repos,
enfin tout ce qui constitue une maladie de poitrine des
plus graves, dont tous ceux qui m'entouraient croyaient
la guérison impossible, me fait un devoir de vous exprimer publiquement toute ma reconnaissance, en vous
envoyant cette attestation que je vous autorise de rendre
publique dans l'intérêt des malades.

Veuillez, je vous prie, recevoir l'expression de ma profonde reconnaissance.

Signé : F^{me} HENRY,
rue de Tournai, Lille, café Delourme.

DEUXIÈME OBSERVATION

Maladie de poitrine.

Mme M. Vantourout, négociante, place du Marché-
aux-Fromages, 17, à Lille.

Cette jeune dame, quand elle est venue trouver le
docteur, le 19 juillet dernier, présentait tous les
symptômes d'une pulmonie au deuxième degré, avec
toux, oppression, expectoration difficile, etc.

Six jours après avoir porté le plastron électro-chimique, et suivi les prescriptions du docteur Tirat,
cette dame s'est trouvée soulagée, les menstrues sont
revenues, la toux et l'oppression avaient diminué et
dans cinq semaines elle était complètement rétablie.

Voic en quels termes cette dame exprime sa reconnaissance au docteur :

Lille, ce 9 octobre 1872.

Monsieur le Docteur,

Je me fais un devoir de vous exprimer publiquement toute ma reconnaissance et vous remercier des bons soins que vous m'avez prodigués le temps que j'ai été souffrante.

Quand je suis allée vous consulter, Monsieur le Docteur, le 19 juillet dernier, j'éprouvais : toux, oppressions et battements de cœur continuels et en même temps une grande faiblesse, je ne pouvais plus rester debout.

Vingt-quatre heures après avoir fait usage du plastron électro-chimique et suivi les prescriptions que vous m'aviez ordonnées, j'ai éprouvé un grand soulagement, la toux, l'oppression diminuaient de jour en jour, et au bout de cinq semaines, j'ai été complètement rétablie.

Maintenant, j'éprouve un bien-être comme si je n'avais jamais été malade.

Avant que vous quittiez cette ville, mon mari ainsi que moi nous vous autorisons, comme témoignage de reconnaissance, de faire de cette lettre l'usage qu'il vous plaira dans l'intérêt de vos malades.

Veuillez, je vous prie, M. le docteur Tirat, agréer l'expression de nos sentiments distingués.

Signé : F^{me} VANTOUROUT,
17, place du Marché-aux-Fromages.

TROISIÈME OBSERVATION

Monsieur Paul C... à M. le docteur Tirat.

Depuis que je suis le traitement que vous m'avez indiqué, j'ai ressenti un changement notable : les oppressions ne sont plus aussi fortes, la toux est calmée ; en un mot, je me sens plus à l'aise. Je vous adresse mes sincères remerciements.

Roubaix, ce 26 août 1872.

PAUL C..,
(Après 15 jours de traitement.)

QUATRIÈME OBSERVATION

Monsieur Théry, J.-B., à M. le docteur Tirat.

D'après le traitement que vous m'avez donné depuis le 11 août, je me trouve presque guéri.

Je viens vous demander, Monsieur, que vous soyez assez bon de m'envoyer l'ordonnance nécessaire pour me guérir radicalement.

THÉRY, J.-B.,
Tisserand à Wattrelos, près des *Trois-Bouteilles*.

Roubaix, ce 25 août 1872.

CINQUIÈME OBSERVATION

Phthisie pulmonaire très-avancée.

M. Louis Deladerière, propriétaire à Roubaix, rue d'Inkermann, 59, a déclaré ce qui suit :

Ma fille, âgée de dix-sept ans, était traitée pour une pulmonie par M. Plateau, docteur, et présentait tous les symptômes de cette maladie au second degré. Sa toux était continuelle, les sueurs nocturnes étaient très-considérables, l'oppression extrême, elle crachait le sang en abondance, la toux était constante. Dans une consultation composée de plusieurs médecins, ces messieurs avaient déclaré que ma fille ne passerait pas la nuit, je m'adressai au docteur Tirat, qui lui fit suivre son mode de traitement, et en quinze jours elle fut rendue à la santé.

Louis DELADERIÈRE, à Roubaix.

M. Copart-Catteau, négociant, à Tourcoing, rue Mont-à-Leux, 63, — a envoyé, le 25 août 1872, son gendre à M. le docteur Tirat, pour le remercier de l'avoir guéri, il y a quinze ans, d'une névralgie qui le faisait cruellement souffrir, depuis 8 années, et dont les douleurs étaient si atroces qu'il demandait la mort pour mettre fin à ses souffrances.

Depuis cette guérison, qui date de 15 ans, la famille a retrouvé le calme et la paix ; et le malade n'a plus rien ressenti.

SIXIÈME OBSERVATION

Bordeaux, 22 février 1872.

Monsieur Tirat,

Quand je suis venu vous consulter, le 14 février courant, j'avais des douleurs dans toutes les articulations, des maux de cœur journaliers J'étais affecté d'une gastralgie qui me donnait des envies fréquentes de vomir et une faiblessse générale de tous mes organes ; aujourd'hui, après avoir fait usage de votre appareil et de vos prescriptions, j'éprouve une amélioration prodigieuse, je me sens renaître à la vie, je craignais de ne pouvoir jamais guérir, je suis heureux de vous avoir connu, et de pouvoir vous annoncer ma complète guérison.

21

Recevez, en attendant, l'expression de ma reconnaissance et de ma haute considération.

Votre dévoué malade,

Baron Ch. de THOMAZ fils.

SEPTIÈME OBSERVATION

Maladie du cœur, affaiblissement général des organes,
douleurs rhumatismales continuelles.

Monsieur le docteur,

Je viens vous remercier, pour les bons soins que vous m'avez prodigués, et qui ont été suivis de la guérison radicale de la maladie chronique dont j'étais atteinte depuis huit ans, et pour laquelle j'avais suivi sans succès le traitement de plusieurs médecins distingués, qui avaient fini par déclarer que ma maladie était incurable.

Les douleurs que j'éprouvais étaient intolérables ; les battements de cœur étaient continuels, mes jambes ne pouvaient plus me porter, et j'étais condamnée à rester sur un fauteuil depuis le matin jusqu'au soir.

Après avoir suivi votre traitement pendant un mois, je me suis trouvée mieux, et au bout de six semaines, j'étais parfaitement guérie, et je n'ai plus rien ressenti depuis.

Veuillez agréer, etc.

Signée : Veuve MOREAU,
Gérant actuellement l'*Hôtel du Commerce*, à Roubaix.

HUITIÈME OBSERVATION

Catarrhe chronique avec douleurs constantes dans la poitrine.

Tourcoing, le 6 septembre 1872.

Monsieur le docteur,

Avant de venir vous consulter, j'avais suivi déjà plusieurs traitements, et au lieu d'obtenir la moindre amélioration, ma santé s'affaiblissait de jour en jour. J'avais des points douloureux dans la poitrine ; le matin j'avais des crises de toux, j'expectorais des matières gluantes, etc.

Après avoir porté pendant trois jours vos appareils électro-chimiques, les douleurs se sont calmées comme par enchantement. — Et dix jours après, l'oppression avait complètement disparu. — Et je me trouvais si bien que j'espère à présent une complète guérison.

Recevez, Monsieur le docteur, mes salutations sincères.

Simon Lison

NEUVIÈME OBSERVATION

Maladie du cœur et de la poitrine avec commencement de phthisie laryngée.

Affecté d'une maladie de cœur et d'une pneumonie, il y avait treize mois que j'avais dû renoncer au travail.

Une inflammation constante de la gorge m'avait voilé la voix et menaçait de se changer en phthisie laryngée, je me trouvais dans un tel état qu'aucun moyen employé jusque-là n'avait pu améliorer ma position.

J'eus alors la bonne pensée de consulter le docteur Tirat, qui me prescrivit son mode de traitement.

Au bout de quelques jours, je me sentis beaucoup mieux et après un mois de traitement, je fus rendu à la santé.

Mes parents et moi ne sauront trop vous témoigner vivement notre reconnaissance.

C. DEREGNAUCOURT,
Rue du Long-Pot, 12, à Fives-Lille.

Lille, 4 septembre 1872.

DIXIÈME OBSERVATION

Asthme humide avec bronchite chronique.

Monsieur le Docteur,

Je vous remercie de l'amélioration que j'éprouve depuis 15 jours que je suis votre traitement et que je porte votre plastron électro-chimique.

Depuis le mercredi 4 courant, je ne tousse plus et ne suis plus oppressé, je dors et je mange bien, mes selles sont régulières. Je me fais un devoir, dans l'intérêt des autres malades comme moi, de vous autoriser à faire connaître ma guérison.

Tourcoing, le 9 septembre 1872.

Louis POTIER.

Voici mon adresse :
Louis Potier, rue de Carliers,
Cour Vaneslande, n° 7.

ONZIÈME OBSERVATION

Phthisie pulmonaire au 2e degré.

Un sous-officier réformé nous adresse l'attestation
suivante :

Monsieur le docteur Tirat,

Depuis un mois que je porte le plastron électro-chimique et que je suis vos prescriptions — mes oppressions
ont complétement disparu ; je dors bien, je mange avec
appétit, je marche avec facilité ; mes selles sont régulières ; il ne me reste plus que quelques expectorations.

Je suis content de vous exprimer mes remerciements
pour tout le bien que vous m'avez fait, après avoir été
regardé comme incurable par plus de vingt médecins qui
tous m'ont fait suivre des traitements divers sans le
moindre succès.

Je dois ajouter que je viens d'être réformé comme
atteint de cette maladie de poitrine reconnue par les premiers médecins de l'hôpital militaire de Lille, et vous
m'avez, monsieur le docteur, par vos soins médicaux,
rendu à la santé.

Signé . Maeght.

Mon frère Charles, sous-brigadier de police à Lille,
vous exprime aussi ses remerciements.

Douai, le 7 septembre 1872.

DOUZIÈME OBSERVATION

Paralysie des bras et des jambes.

Je soussigné, Charles Fournier, maire de la commune

d'Epersy (près d'Aix), certifie que j'étais atteint d'une paralysie qui m'empêchait de faire usage de mes membres : je ne pouvais manger seul ni marcher. J'ai été consulter M le docteur Tirat, il y a eu aujourd'hui trente-cinq jours, et après avoir fait usage de ses appareils électro-chimiques et de frictions qu'il m'a prescrites, je puis marcher et faire usage de mes mains. Il ne me reste qu'un peu de faiblesse quand je fais un trajet trop long. Quand on m'a apporté de ma voiture dans le cabinet du docteur, j'étais loin de m'attendre à un si bon et si beau résultat. Ma famille et moi nous lui témoignons toute notre reconnaissance.

Charles FOURNIER.

TREIZIÈME OBSERVATION

Le soussigné, ex-médecin en chef de l'hôpital généra de Lyon, membre de l'Académie de médecine de Paris, certifie que la méthode de traitement pour les maladies chroniques, suivie par le docteur Tirat, a produit, à ma connaissance, de très-heureux résultats et des guérisons de maladies regardées comme incurables.

Signé : Dr LEVRAT.

Vu pour la légalisation de signature, Bruxelles
Le Chancelier délégué, HENNEQUIN.

QUATORZIÈME OBSERVATION

M. François Delbar, cour de la Planchette, n° 1, à Tourcoing ; ce malade, paralysé depuis 5 ans, avait suivi de nombreux traitements et les prescriptions de plusieurs médecins sans obtenir la moindre amélioration.

Il était tellement affecté lorsqu'il est venu le 11 août dernier à Roubaix, pour consulter le docteur Tirat, qu'il n'a pas pu monter un seul escalier, et que le docteur a été obligé de descendre pour l'examiner.

Après avoir porté les appareils galvano-chimiques et suivi les prescriptions du docteur Tirat pendant 15 jours, le tremblement nerveux a cessé ; la force est revenue, et ce malade marchait seul et levait une chaise à bras tendu.

M. Delbar n'est pas le seul qui ait profité des effets bienfaisants des appareils électro-chimiques, et ceux qui douteraient de l'efficacité de ce mode de traitement pourront se renseigner auprès des malades dont les noms suivent :

M. Cau, rue Mont-à-Leux, 3, à Tourcoing (Maladie de poitrine).

M. Dervaux, rue du Tilleul, 95, à Tourcoing (Pulmonie).

M\ue Belin, à Valenciennes.

M. Huriet, professeur à Lille.

M\ue Cécile Pannequin, à Villiers.

Mlle Joséphine d'Aigremont, rue de Fontenoy, 43, à Roubaix.

M. Benoît, Eugène, à Douai.

Mme Herbo, à Sin.

M. Clarisse, Paul, rue Nain, 21, à Roubaix.

M. Poteau, Benoît, à Anzin.

M. Dumerchez, à Vis-en-Artois.

Mlle Denis, à Sainghien.

Mlle Julie Direych, Armentières.

La plupart de ces malades étaient atteints de maladies de poitrine très-graves, ils ont éprouvé dès les premiers jours une grande amélioration et plusieurs sont près d'une guérison complète.

QUINZIÈME OBSERVATION.

Phthisie au premier degré.

M. Goudet, propriétaire, rue Orbe, 110, à Rouen, âgé de 55 ans, avait, quand il vînt me consulter, une toux assez fréquente qu'il attribuait à un rhume négligé. Sa maigreur était considérable; il ne pouvait faire un pas sans être suffoqué. Les crachats étaient mousseux, quelques-uns opaques et d'une coloration verdâtre. La poitrine accusait de la matité dans tout le côté gauche; il s'y faisait entendre un râle sous-crépitant, mêlé de quelques craquements rares et dispersés. Ce malade en était évidemment arrivé à la première période de la phthisie.

Je prescrivis ma mixture n⁰ 1 à la dose de trois cuillerées à café le matin à jeun ; le soir, une des pilules suivantes :

P. Beurre de cacao,   2 grammes ;
    Extrait de digitale,   2 décigrammes ;
      Id.   de datura stramonium, 2   —
    Hydochlorate de morphine,   10 centigrammes

F. S. A. 16 pilules.

J'ordonnai, en outre, des lotions avec un linge imbibé du liniment suivant :

P. Eau commune,   250 grammes ;
    Teinture de digitale,   20   —
    Teinture de genièvre,   10   —
    Ammoniaque,   20   —

Je fis appliquer, enfin, sur le côté gauche de la poitrine, mon appareil électro-chimique.

Ce traitement amena une amélioration notable dans tous les symptômes ; enfin, après deux mois, une guérison radicale s'ensuivit.

Voici la lettre que M. Goudet m'écrivit :

« Monsieur,

» J'ai la satisfaction de vous annoncer que, grâce à votre traitement par correspondance et à vos appareils galvaniques, je suis guéri de mon affreuse maladie de poitrine.

» Je connaissais, avant de commencer vos prescriptions, plusieurs belles cures que vous aviez faites à Rouen ;

aujourd'hui, je suis heureux de pouvoir constater, après deux mois de traitement, sa merveilleuse efficacité.

» Recevez, etc.,   GOUDET. »

M. Goudet jouit depuis 15 ans d'une bonne santé.

SEIZIÈME OBSERVATION.

Phthisie au premier degré.

La dame de M. Lethuillier-Pinel, ingénieur-mécanicien, 50, rue d'Elbeuf, à Rouen, présentait, lorsqu'elle vînt me consulter, en 1857, les symptômes suivants : oppression au moindre mouvement ; pas d'appétit ; faiblesse excessive ; expectoration d'un liquide clair, d'aspect entièrement salivaire, muqueux et peu abondant ; selles irrégulières ; règles peu abondantes ; froid continuel aux extrémités ; sueurs ; mal à la tête et à la poitrine ; la toux, enfin, était assez fréquente, le matin.

A l'examen de la poitrine, je trouvai, en avant et à gauche, une légère diminution de sonorité sur la clavicule et, dans le même point, une grande rudesse de bruit respiratoire avec un retentissement marqué de la voix ; en arrière, dans la fosse sus-épineuse gauche, des craquements très-sensibles ; je diagnostiquai, sans hésitation, l'existence de tubercules crus au sommet du poumon gauche.

Je lui conseillai de prendre, le soir, une des pilules calmantes dont je viens de donner la formule ; le matin, trois cuillerées de mixture nº 1, et une tisane avec du *fucus crispus* et du lierre terrestre.

Je lui recommandai, en même temps, l'usage continu du plastron galvanique.

Ce traitement fut suivi d'une amélioration rapide et d'une prompte guérison.

Madame Lethuillier-Pinel m'écrivit, à Paris, la lettre suivante :

« Monsieur le docteur,

» Votre traitement et votre appareil électro-galvanique m'ont rendu parfaitement la santé. Depuis six mois, je n'ai plus d'oppression ni de douleur de poitrine.

» Je suis, Monsieur, votre très-reconnaissante, etc.

» Fᵉ LETHUILLIER-PINEL. »

Cette dame, guérie il y a 15 ans, continue à jouir d'une bonne santé.

DIX-SEPTIÈME OBSERVATION.

Phthisie du deuxième degré.

Mme P....., demeurant rue Guénégaud, à Paris, présentait, lorsqu'elle vint me consulter, les symptômes suivants : sueurs nocturnes très-abondantes, toux continuelle, expectoration muco-purulente, suppression de menstrues, crachements de sang, point d'appétit, affaiblissement notable de la voix, amaigrissement extrême, matité dans les deux tiers supérieurs de la poitrine, craquements humides augmentant dans l'inspiration.

Cette dame était évidemment affectée de phthisie au deuxième degré ; je la soumis à mon traitement, et elle ne tarda pas à éprouver une amélioration notable dans son état, qui fut suivi, après quatre mois, de guérison.

Je trancris ici la lettre que son mari, M. P..., écrivit à une personne qui lui demandait des renseignements.

M. C. A. P .., directeur d'un journal de médecine, à Paris, à M. J.

« Monsieur,

» Il est très-vrai que le traitement du docteur Tirat a été du plus heureux effet sur ma femme, atteinte et affectée, depuis plusieurs années, d'une phthisie pulmonaire, avec sueurs nocturnes, crachement de sang, oppression, etc.

» Elle avait été soignée, sans résultat aucun, par divers médecins, et je dois à la vérité de déclarer que c'est le traitement de M. Tirat qui, seul, a pu la délivrer de cette toux continuelle qui l'aurait conduite au tombeau, car les expectorations prenaient, de jour en jour, un caractère plus grave, au moment où M. Tirat l'a vue pour la première fois.

» Ma femme jouit, aujourd'hui, d'une santé fort bonne, et son embonpoint témoigne, mieux que je ne puis le faire, de l'amélioration de sa position.

» J'irai plus loin en ce qui concerne le traitement de M. Tirat dans les affections de la poitrine et les crachements de sang, c'est que sa potion, qu'il ordonne par petite quantité ordinairement , m'a rendu un jour un merveilleux service. Ma femme venait d'être prise d'une espèce de vomissement de sang, et, ne sachant comment l'arrêter, il me vint à l'idée de lui en administrer une très-forte dose : le résultat en fut immédiat ; le vomissement fut arrêté.

» C A. P., journaliste. »

DIX-HUITIÈME   OBSERVATION

Phthisie au deuxième degré.

Mademoiselle Maria Hardy. demeurant aux Grandes-Ventes (Seine-Inférieure), fut conduite auprès de moi par sa mère, dans le courant de l'année dernière.

Cette demoiselle, âgée de 21 ans, éprouvait une oppression extrême au moindre mouvement ; son amaigrissement était considérable ; la toux était très-fréquente le matin et le soir ; les sueurs étaient abondantes la nuit, principalement au cou et à la poitrine ; les règles avaient disparu, depuis plusieurs mois.

Je trouvai, en examinant la poitrine, une diminution de sonorité dans la partie gauche et, en arrière, dans la fosse sus-épineuse, une matité assez marquée ; on entendait des craquements humides assez nombreux ; les bruits du cœur étaient très-forts.

Ces signes réunis m'indiquèrent qu'il existait des tubercules au premier et au deuxième degré dans le poumon gauche.

Je prescrivis l'emploi de mon plastron électro-chimique sur le bas-ventre ; je soumis la malade à mon traitement et, en deux mois, la guérison m'était annoncée par la lettre suivante :

« Aux Grandes-Ventes, le 12 octobre 1857.

» Monsieur,

» Quand je vous ai consulté, il y a trois mois, j'étouffais, je crachais le sang avec abondance ; mes règles m'avaient quittée depuis six mois. Grâce à votre traitement et à votre appareil galvanique, je suis parfaitement guérie.

» Veuillez croire à ma reconnaissance et agréer, etc.

» M. HARDY.

DIX-NEUVIÈME OBSERVATION.

Phthisie au deuxième degré.

M. Demprunt fils, à Rouen, était affecté, depuis quatre ans, d'une maladie de poitrine qui avait résisté à toutes les prescriptions des médecins de la ville, qui avaient fini par l'abandonner comme phthisique.

Voici la lettre que m'écrivit son père pour réclamer mes soins :

« Monsieur,

» Ayant entendu parler de vous par plusieurs personnes que vous avez guéries de maladies de poitrine, je viens réclamer vos conseils pour mon fils, qui est dans une si grave position que tous les médecins l'ont abandonné, comme poitrinaire.

» Il est âgé de vingt-cinq ans ; il est malade depuis quatre ans ; sa maladie a commencé par des douleurs, qu'il doit avoir gagnées en couchant dans une maison neuve ; depuis, il lui est survenu une toux sèche, qui a augmenté à mesure que les douleurs dans les membres se dissipaient ; enfin, depuis trois mois, il n'a pas quitté le lit. Il tousse continuellement et crache une matière épaisse, verdâtre, qui nage au milieu de sa tisane, qu'il rend au fur et à mesure qu'il la prend ; elle se délaye dedans quelquefois et la trouble, ce qui la fait ressembler à du pus ; il ne peut plus rien prendre et ne parle plus.

» Voyez, Monsieur, s'il serait encore temps d'essayer votre traitement, que je regrette bien de ne pas avoir demandé plus tôt.

» Agréez, Monsieur, etc.

» DEMPRUNT père »

J'avoue que, dans une circonstance aussi grave, je comptais peu sur l'efficacité de mon traitement, et que je ne fus pas peu surpris, lorsque, quelque temps après, je reçus du père la lettre suivante :

« Monsieur le docteur,

» Aussitôt que nous avons reçu vos prescriptions, nous nous sommes empressés de soumettre, d'après votre consultation, notre cher fils à l'usage de votre mixture dissolvante ; la toux a été un peu calmée, dès les premières cuillerées ; il a un peu reposé la nuit ; enfin, nous avons commencé à espérer. Les vomissements ont continué, mais ils sont moins fréquents ; la diarrhée a cessé, et, aujourd'hui, le malade demande à manger. Veuillez avoir l'obligeance de nous écrire et de nous dire ce que nous devons faire, car nous ne lui donnerons pas à manger, avant d'avoir reçu vos ordres.

» Veuillez agréer, Monsieur le docteur, l'expression de ma vive reconnaissance,

» DEMPRUNT père. »

Je lui fis parvenir de nouvelles prescriptions; le malade continua à aller de mieux en mieux, et, deux mois après, il m'écrivait pour me témoigner lui-même sa reconnaissance. Voici sa lettre :

« Monsieur le docteur,

» Je suis heureux de pouvoir vous annoncer que ma guérison est complète.

» J'ai repris mes occupations, et si, parfois, je me rappelle mes longs jours de souffrance, c'est pour bénir le savant médecin qui, par ses veilles et ses études, est parvenu à guérir une maladie que tous les autres regardaient comme incurable.

» Grâce à vos bons conseils et à vos précieux médicaments je me porte maintenant mieux que jamais ; beaucoup de personnes qui m'ont vu dans le plus fort de ma maladie ne peuvent croire à une cure aussi extraordinaire; aussi je vous prie de recevoir, Monsieur le docteur, les remerciements bien sincères de votre tout dévoué et très-reconnaissant serviteur.

» DEMPRUNT. »

VINGTIÈME OBSERVATION

Phthisie au deuxième degré.

Madame B..., âgée de trente et un ans, d'une forte constitution, d'un tempérament lymphatique et nerveux, ayant de l'embonpoint et de belles couleurs éprouvait une légère dyspnée, lorsqu'elle montait un escalier; elle était sujette, depuis deux hivers, à une petite toux sèche qui disparaissait en été; elle était

accouchée depuis quatre mois, lorsqu'au mois de
novembre 1840 elle consulta un médecin. Elle n'avait
pas nourri son enfant, et les règles avaient reparu
avec régularité; mais elle avait des flueurs blanches
habituelles, et une petite toux sèche, qui avait eu
lieu pendant la grossesse, persistait encore. Il y avait
un léger amaigrissement. En décembre, la toux devint
plus fréquente; elle ressentait au creux de l'estomac
une douleur qui répondait dans le dos; les forces et
l'embonpoint diminuaient de jour en jour, et, vers
la fin du mois, il parut, à la suite de la toux, des
crachats formés par une matière jaunâtre, mélangés
de filets de sang; le pouls était fréquent, principalement à l'entrée de la nuit. Lorsqu'elle se décida à me
faire appeler, voici l'état dans lequel je la trouvai :
sa maigreur était considérable; elle éprouvait une
sensation de pesanteur à la partie antérieure de la
tête et sur les yeux, des vertiges et des éblouissements ;
des couleurs roses circonscrivaient ses pommettes ; sa
langue était nette; elle avait peu de soif; sa poitrine
résonnait bien partout par la percussion, excepté entre
les deux épaules où la matité était complète ; elle disait
ressentir, dans ce point et dans un espace de la largeur
de la main, des douleurs vives et continuelles ; le pouls
était souple, assez développé, fréquent, surtout le soir;
elle suait beaucoup la nuit; la toux était fréquente;
ses crachats puriformes offraient, de temps en temps,

des stries de sang ; sa peau était terreuse ; ses règles avaient disparu.

J'ordonnai la mixture dissolvante, l'eau minérale et les pilules balsamiques, et, dès le second jour, elle éprouva du soulagement ; la toux devint moins forte, l'expectoration diminua beaucoup, et les autres symptômes se mitigèrent par degrés ; enfin, après trois mois de traitement, il n'y avait plus ni toux, ni expectoration ; les règles avaient reparu, et tout annonçait un parfait rétablissement.

VINGT-UNIÈME OBSERVATION

Phthisie au deuxième degré.

M. L..., vice-consul à Cuba, chevalier de la Légion d'honneur, m'adressa Mlle L'Hermite, âgée de vingt ans. Considérablement maigrie, elle crachait le sang et était tourmentée par une toux continuelle, suivie d'une expectoration écumeuse ; elle avait, pendant la nuit, des sueurs abondantes. La percussion me fit reconnaître de la matité sous la clavicule gauche ; le bruit respiratoire y était sensiblement diminué ; l'auscultation de la poitrine me fit entendre, dans différents points, un râle muqueux à grosse bulle.

Soumise à mon traitement, elle fut soulagée dès les premiers jours, et l'amélioration fut si rapide, qu'en un mois tous les symptômes avaient disparu :

la percussion et l'auscultation donnaient des bruits normaux ; elle avait repris ses couleurs et son embonpoint. Ellē guérit complétement et elle me déclara ne s'être jamais aussi bien portée.

Voici la lettre qu'elle m'écrivit, après sa guérison :

« Monsieur le docteur,

» Permettez-moi de venir, aujourd'hui, vous remercier du service que vous m'avez rendu ; depuis que j'ai suivi votre traitement, ma santé est plus florissante que jamais ; j'ai repris mon embonpoint, l'appétit est revenu, et je n'ai plus ressenti aucune douleur dans la poitrine, absolument comme si je n'eusse jamais été malade : aussi est-ce avec bonheur que je vous prie d'agréer l'hommage de la vive reconnaissance de votre très-humble servante,

» Elisa L'HERMITE. »

M. L..., qui m'avait recommandé cette malade, m'écrivit de son côté pour me remercier et me témoigner sa reconnaissance.

VINGT-DEUXIÈME OBSERVATION.

Phthisie au deuxième degré.

Mlle Homassel, passage Sainte-Marie, 9, rue du Bac, était malade depuis cinq ans. Lorsque je la vis pour la première fois, je la trouvai dans un état de maigreur considérable ; ses yeux étaient caves, ses pommettes saillantes, la toux était continuelle, les crachats étaient visqueux et filants, pour la plupart parsemés de stries de sang, quelques-uns, plus épais, grisâtres, et parfaitement circonscrits; la voix était altérée et rauque, la respiration difficile et fréquente; des douleurs vives se faisaient sentir dans le dos de la poitrine au sommet des poumons; la percussion donnait un son mat, et l'auscultation y faisait constater l'absence du bruit respiratoire; l'appétit était nul.

Cette malade fut soumise à mon traitement et à un régime que je rendis de plus en plus fortifiant, et, un mois s'était à peine écoulé, que je recevais d'elle la lettre suivante :

« Monsieur,

» Quand vous avez commencé mon traitement , je toussais beaucoup, je crachais le sang, je souffrais de grandes douleurs dans la poitrine, et, chose extraordinaire, au bout de quelques jours, j'ai éprouvé un bien-être que je n'avais jamais ressenti.

» Aujourd'hui, je ne souffre plus du tout, et il n'y a, cependant, qu'un mois que j'ai eu le bonheur de vous connaître.

» Ma famille se joint à moi pour vous témoigner sa reconnaissance.

» Recevez, Monsieur, mes plus sincères remerciements, et veuillez me croire votre très-humble servante.

» Virginie HOMASSEL. »

VINGT-TROISIÈME OBSERVATION

Phthisie au deuxième degré.

Mme la vicomtesse de G... m'adressa sa filleule, âgée de vingt-et-un ans. Cette jeune personne était malade depuis six mois ; elle éprouvait de l'aversion pour les travaux, était oppressée et respirait difficilement ; elle toussait beaucoup et crachait le sang. La percussion donnait un son mat, au sommet du poumon droit ; la respiration était nulle, dans cet endroit ; dans les autres parties, on entendait un râle muqueux manifeste ; enfin, elle présentait tous les signes d'une phthisie confirmée. Elle fut soumise à mon traitement : dès les premiers jours, elle fut soulagée, et en trois mois, la guérison fut complète.

C'est à cette époque que je reçus de Mme la vicomtesse de G..... la lettre suivante, par laquelle elle me remerciait de mes soins :

« Monsieur,

» Je suis si heureuse du traitement que vous avez fait suivre à Denise, que je ne sais comment vous en témoigner ma reconnaissance. Depuis six mois, elle dépérissait à vue d'œil, souffrait beaucoup de la poitrine, crachait le sang, et avait, suivant de célèbres médecins, tous les symptômes d'une phthisie pulmonaire confirmée ; enfin, elle était abandonnée comme incurable.

» Par votre traitement, vous l'avez soulagée dès les

premiers jours, et, en trois mois, la guérison a été complète. Je serais charmée, Monsieur, si la justice que je me plais à vous rendre pouvait être utile à l'humanité, en faisant connaître votre talent.

» Recevez, Monsieur, avec l'expression de ma reconnaissance bien sincère, l'assurance de ma considération très-distinguée.

» Vicomtesse de G. »

VINGT-QUATRIÈME OBSERVATION.

Phthisie au troisième degré.

Je fus appelé à visiter madame G..., de Boulogne, près Paris, par son mari et par M. T..., son médecin. Cette dame, âgée de trente ans, était malade depuis six mois, et avait reçu, d'abord, les soins de M. Dubois, ensuite ceux de M. Fouquier, et, enfin, ceux de M. le docteur T... L'état dans lequel je la trouvai était des plus déplorables : elle avait le faciès caractéristique de la phthisie pulmonaire à sa dernière période ; la pâleur était extrême, l'amaigrissement profond, les forces étaient complétement perdues ; elle avait cent quarante pulsations à la minute et une chaleur fébrile de la peau très-intense ; une toux fréquente, et revenant par quintes, lui occasionnait dans la poitrine des douleurs intolérables ; la nuit, son corps était inondé de sueurs froides et visqueuses. A la percussion, je remarquai un son mat et de pot fêlé dans la partie supérieure et antérieure du côté gauche de la poitrine.

L'auscultation faisait entendre très-distinctement, au-dessus de la clavicule gauche et au point correspondant du dos, la respiration caverneuse et un gargouillement prononcé. Un peu plus bas, on entendait, de la manière la plus évidente, des bruits de craquement et un murmure vésiculaire râpeux. Le bruit de l'expiration était plus prolongé que celui d'inspiration. M. T... se livra devant moi à la même opération; son diagnostic était formel : il existait des masses tuberculeuses et des cavernes dans le poumon gauche.

C'était aussi celui de M. Fouquier.

Nous avions évidemment affaire à une phthisie au troisième degré, au-dessus, par conséquent, des ressources de l'art, d'après l'état actuel de la science.

M. T... déclara, en présence d'un de mes confrères, qui m'avait accompagné dans cette première visite, que si la malade qui avait essayé de tous les remèdes, venait à guérir par mon mode de traitement, j'aurais opéré une vraie résurrection.

Cette malade fut mise à l'usage de la mixture, trois cuillerées à café le premier jour, quatre le deuxième et ainsi de suite. Je prescrivis une poudre fumigatoire projetée sur des charbons ardents et des pilules balsamiques. Au cinquième jour, il y eut une amélioration notable dans les symptômes ; mais trois semaines après le début du traitement, je la trouvai tellement fatiguée que je crus, malgré le mieux que je reconnus par l'auscultation, que cette malade ne tarderait pas à succomber.

En cessant d'espérer une guérison, je n'en recommandai pas moins, cependant, à son mari et au docteur T... de lui faire continuer l'emploi de la mixture.

Depuis un mois, je ne pensais plus à madame G..., lorsqu'une dame de la rue Joubert, recommandée par cette malade, fit demander mes soins. Je m'empressai d'aller voir madame G...; je la trouvai dans un état très-satisfaisant : elle venait de faire une longue promenade dans le bois de Boulogne et ne paraissait nullement fatiguée. Cette dame, quelques jours après ma visite, avait vu diminuer les symptômes les plus alarmants, tels que les sueurs nocturnes, les douleurs de la poitrine, la dyspnée, l'expectoration; elle avait commencé ensuite à reprendre ses forces; enfin, elle était parvenue à un état de santé, au-delà de toute prévision et de toute espérance, qu'elle attribuait à mon traitement seul.

VINGT-CINQUIÈME OBSERVATION

Phthisie au troisième degré.

Mme C... était dans son lit, condamnée comme phthisique au dernier degré; elle avait perdu l'usage de la parole et avait été abandonnée par un médecin de la rue du Coq-Saint-Honoré, et par un professeur de la Faculté.

Cette femme était d'une maigreur excessive, avait une fièvre lente, continue; une sueur froide, visqueuse, couvrait son corps; elle avait des aphthes dans la bouche, crachait ou plutôt vomissait une matière purulente; une diarrhée colliquative la minait; enfin d'un jour à l'autre, on s'attendait à la voir mourir, lorsque l'on me fit appeler.

Cette malade, malgré son état qui semblait ne laisser aucun espoir, fut soumise à mon traitement : la guérison fut complète, au bout de trois mois; et, aujourd'hui, elle se porte très-bien. Sa santé, depuis trois ans que date sa guérison, ne s'est jamais démentie un seul instant. Voici la lettre qu'elle m'adressa après sa guérison pour me prouver sa reconnaissance :

« Mon cher docteur,

» Le peu de résultats que j'avais obtenus de tous les traitements auxquels j'avais été soumise, par tant de médecins célèbres, ne me faisait demander à la médecine qu'un soulagement à mes souffrances. Je n'osais espérer davantage, lorsque je me suis adressée à vous, mon cher docteur; et, maintenant, que je suis revenue à la santé, ainsi que vous m'en aviez donné l'assurance, je suis heureuse de pouvoir vous le dire et vous prier d'agréer les sentiments de reconnaissance de votre très-humble et très-dévouée servante.

» F^{me} C »

VINGT-SIXIÈME OBSERVATION

Phthisie au troisième degré.

M. H..., de Choisy-le-Roy, d'une taille élevée, d'une forte constitution, ayant les cheveux très-bruns et la poitrine très-développée, quoique un peu allongée, avait craché du sang plusieurs fois dans sa jeunesse. Employé dans une verrerie, il avait joui assez habituellement d'une bonne santé.

Après s'être exposé au froid, étant en sueur, vers les premiers jours de septembre 1842, il fut pris d'une toux accompagnée d'un sentiment de malaise dans le dos, et, dès le lendemain, il commença à expectorer des crachats blancs assez abondants.

Le 12 septembre, lorsqu'il me fit appeler, les mêmes symptômes persistaient et avaient augmenté d'intensité. Il y avait un peu de moiteur, la nuit. Le pouls était large, plein, dur et développé, mais sans beaucoup de fréquence. L'appétit était presque nul. Les urines étaient rares et rougeâtres; la constipation opiniâtre. Les crachats étaient abondants, d'un blanc opaque et tout-à-fait semblables à du pus; les uns tombaient au fond du vase, les autres surnageaient; on y apercevait aussi quelques filets de sang.

Je prescrivis la mixture dissolvante au deuxième degré, et l'eau minérale, et, lorsque je le revis, quatre jours après, les crachats étaient diminués, mais on y apercevait toujours des filets de sang ; quatre jours après, la toux était presque nulle, la quantité de crachats devenue moindre, les filets de sang ne s'y faisaient plus apercevoir ; enfin, vers le milieu d'octobre, il ne restait plus aucune trace de la maladie.

Le malade n'en continua pas moins, pendant un mois encore, l'usage de la mixture, afin de prévenir une récidive, et, depuis cette époque jusqu'à aujourd'hui, sa santé a toujours été brillante.

VINGT-SEPTIÈME OBSERVATION.

Phthisie au troisième degré.

M. Colliot, de Berchères-l'Evêque, près de Chartres, était affecté d'une phthisie pulmonaire très-avancée. Il avait été traité sans succès pendant sept ans par différents médecins.

Voici comment sa maladie lui était survenue : après s'être exposé à un courant d'air, il fut pris tout-à-coup d'une toux sèche ; plus tard, à la suite d'une quinte de toux, il expectora plusieurs onces d'une matière blanche, opaque, mêlée de stries de sang ; cette matière sortait sous forme de crachats ronds, qui ne se mêlaient point entre eux ; depuis ce jour, l'expectoration continua toujours, et elle offrit presque constamment les mêmes caractères ; sa quantité était d'environ 250 à 300 grammes en vingt-quatre heures ; il avait peu d'appétit, certains jours ; d'autres fois, l'appétit était très-vif ; le pouls était habituellement fréquent ; et, chaque jour, après six heures du soir, il y avait une rougeur circonscrite sur les pommettes, avec une chaleur brûlante à la paume des mains et à la plante des pieds ; le sommeil était interrompu par la toux, et il y avait, pendant la nuit, des sueurs abondantes sur le cou et sur la poitrine. Pendant le mois de juin, les mêmes symptômes persistaient, presque tous les crachats tombaient au fond de l'eau, et quelques-uns se dissolvaient dans ce liquide et le rendaient un peu louche. Cependant la maigreur faisait des progrès sensibles. Il y avait tantôt un dévoiement qui durait plusieurs jours, tantôt une constipation opiniâtre. Le malade éprouvait dans le fond de la poitrine une gêne et une souffrance profondes. Il regardait sa maladie comme incurable ; tous les médecins qu'il avait consultés portaient le même jugement. Dans cette persuasion, il ne voulait plus employer aucun médicament.

Cédant aux instances de ses amis, il vint me consulter. Voici l'état dans lequel je le trouvai : maigreur très-considérable ; peau sèche et terreuse ; pouls petit et fréquent ; joues blêmes, et offrant une rougeur circonscrite sur les pommettes ; sueurs abondantes, la nuit ; toux fréquente, surtout le soir ; crachats opaques, abondants, ronds et homogènes ;

langue rouge et nette ; yeux brillants et plus grands
en apparence qu'avant la maladie ; sommeil léger ;
soif vive ; peu d'appétit ; dévoiement, matité complète
à la partie antérieure droite de la poitrine.

Je le mis immédiatement à l'usage de la mixture
dissolvante, des pilules calmantes, de la poudre antiphthisique ; dès le lendemain, il éprouva du mieux,
et tous les symptômes diminuèrent d'intensité.

Après quelques jours de ce traitement, il éprouva,
vers les six heures du soir, un frisson qui dura trois
heures ; à la suite de ce frisson, une chaleur brûlante,
puis des sueurs abondantes toute la nuit. On veilla
près de lui, et il changea plusieurs fois de chemise ;
la sueur mouilla les matelas et les couvertures du
lit ; il n'eut pas une quinte de toux, pas un seul
crachat ; le dévoiement cessa.

La fièvre persista, pendant plusieurs jours de suite,
la peau se nettoya parfaitement, et l'appétit reparut.

Dès ce moment, la convalescence fut franche, la
mixture fut continuée, et je le soumis à un régime
convenable qu'il suivit avec la plus grande exactitude. Un mois après, sa santé était rétablie.

Depuis cette époque, M. Colliot n'a eu aucune
autre affection qui eût le moindre rapport avec la
phthisie pulmonaire, et, cependant, le médecin qui
le traitait avait diagnostiqué une phthisie au troisième degré.

Cette cure vraiment remarquable et que je n'espérais pas, a été attestée par une déclaration de huit personnes honorables de Berchères-l'Evêque, ainsi que par M. le curé Manceau qui s'exprime ainsi :

Monsieur le Docteur Tirat,

Surpris de la guérison miraculeuse de M. Colliot, de ma paroisse, je vous adresse, Monsieur, etc., etc.

VINGT-HUITIÈME OBSERVATION

Phthisie tuberculeuse.

Madame Levasseur avait reçu, en vain depuis trois ans, les soins de trois médecins célèbres, entre autres ceux du médecin de l'Hospice de la Vieillesse, qui tous l'avaient abandonnée, comme poitrinaire incurable.

Voici l'état dans lequel je la trouvai lorsque je la vis à la campagne, dans une maison de santé, près de Paris : sa pâleur était extrême, l'amaigrissement profond, les forces étaient complètement perdues ; son pouls était petit et fréquent, les lèvres sèches ; elle éprouvait de fréquentes nausées et des vomituritions ; il y avait des sueurs nocturnes et une toux revenant par quintes ; ses crachats étaient d'un gris opaque ; la percussion donnait un son mat dans la partie supérieure du côté gauche de la poitrine ; l'auscultation faisait entendre, dans le même endroit, la respiration caverneuse et du gargouillement ; enfin, cette femme présentait tous les caractères de la phthisie parvenue à sa dernière période.

Je commençai à soumettre la malade à une médication calmante, jusqu'à ce que la fièvre fut tombée, et, deux jours après, lorsqu'il n'y avait presque plus de fièvre, je prescrivis la mixture nᵒ 1, à la dose de trois cuillerées, j'augmentai graduellement jusqu'à six cuillerées par jour ; je la mis, en même temps, à un régime légèrement tonique et réparateur.

Ce traitement fut suivi d'une amélioration si rapide, qu'au bout de quinze jours la malade put commencer à faire quelques promenades ; l'appétit était revenu, les forces et l'embonpoint augmentaient si sensiblement, qu'au bout de six semaines de traitement, elle quitta la maison de santé parfaitement rétablie.

Voici la lettre qu'elle m'écrivit :

« Monsieur,

« Je ne sais comment vous exprimer ma reconnaissance. Je sais, depuis que je suis guérie, que tous les médecins que j'avais consultés pour ma maladie de poitrine m'avaient condamnée. Un de ces Messieurs, professeur et médecin distingué, disait à mon mari que je ne pourrais pas aller plus loin, que mon mal était des plus graves, qu'il ferait bien de me placer à la campagne, dans une maison où je serais bien soignée. C'est d'après ce conseil que mon mari me plaça à Ménilmontant ; là, j'appris vos cures, et je ne voulus plus voir d'autre médecin que vous. Grâce à vos bons soins et à votre traitement, j'ai recouvré la santé, et, avec elle, le bonheur que je croyais avoir perdu pour toujours. Vous pouvez faire de ma lettre l'usage qui vous conviendra ; je serais trop heureuse si elle vous fait connaître aux malheureux malades, que vous guérirez comme moi, je n'en doute pas.

» Agréez, Monsieur le docteur, l'assurance de la plus vive reconnaissance de votre très-humble servante,

» Marie Martin, femme Levasseur. »

VINGT-NEUVIÈME OBSERVATION

(Traitement par correspondance).

Madame Desgrégé, demeurant à Anvermeux, (Seine-Inférieure), vint me consulter pour sa fille que son état de maladie tenait alitée.

Sa fille avait perdu ses règles, depuis sept à huit mois ; elle ne pouvait faire un seul mouvement sans suffocation ; la toux était surtout très-intense le matin et le soir, et l'empêchait même de dormir ; son amaigrissement était considérable ; les crachats, qu'elle rendait avec abondance, étaient épais et verdâtres.

Je lui donnai mes prescriptions ordinaires et, un mois après, elle m'annonçait, dans une lettre, la diminution de la toux, mais sans que les autres symptômes eussent diminué d'intensité.

Je lui fis parvenir une nouvelle ceinture galvanique qu'elle me demandait, en lui prescrivant de l'appliquer sur le bas-ventre.

Quinze jours après, cette dame m'écrivait que les

règles étaient revenues, à la suite de cette application, et qu'un mieux sensible s'était déclaré dans l'état de la malade.

Enfin, quelque temps après, elle m'écrivit que sa fille, complètement rétablie, était entrée au couvent des dames d'Hernemon, à Rouen.

TRENTIÈME OBSERVATION

Catarrhe pulmonaire pris pour une phthisie.

(Traitement par correspondance).

M. Lebuzelier, imprimeur-libraire, à Pontivy (Morbihan), m'écrivit :

« Monsieur,

» Atteint, depuis plus d'un an, d'une maladie passée à l'état chronique et regardée comme incurable, je me suis procuré votre *Traité sur les maladies chroniques*, que je viens de lire attentivement, et, d'après cette lecture, je crois être atteint d'un catarrhe chronique et d'une phthisie pulmonaire assez avancée : je tousse beaucoup et par quintes, l'expectoration est abondante et la gêne de la respiration extrême ; j'ai un point de côté tellement intense que je puis à peine respirer, tant la douleur est vive ; le moindre exercice me fait suer abondamment.

» Si vous pensez employer votre traitement avec l'espoir d'un soulagement, veuillez être assez bon pour m'expédier votre ordonnance avec les médicaments nécessaires. »

» Croyez-moi, Monsieur, etc.,

» LEBUZELIER. »

J'expédiai, mes prescriptions à ce malade, et, dix jours après, j'en recevais la lettre suivante :

« Monsieur et cher docteur,

» Je viens vous apprendre, aujourd'hui, le résultat de vos premiers médicaments. Vous ne vous étiez pas trompé lorsque, dans votre première lettre, vous me disiez que je serais agréablement surpris de l'amélioration prompte et notable qui se manifesterait dans ma santé. Je vous dirai avec bien du plaisir, que vos prévisions se sont complétement justifiées, et que, depuis cinq jours, que j'ai commencé votre traitement, ma santé en a ressenti la plus heureuse influence : la toux a presque entièrement cessé ; l'expectoration est moins abondante, tous les symptômes de mon affection ont entièrement disparu.

» Veuillez, etc.,   LEBUZELIER. »

TRENTE-UNIÈME OBSERVATION

Catarrhe chronique pris pour une phthisie.

M. Moreau, à Paris, éprouvait, depuis longtemps, des douleurs sourdes dans les deux côtés de la poitrine ; les digestions étaient pénibles ; le moindre exercice le mettait hors d'haleine ; il avait une toux sèche ; il dormait très-peu la nuit ; il avait presque toujours les extrémités froides. Cet état durait depuis plusieurs années, quand tout-à-coup, à la suite d'un refroidissement, les symptômes de la maladie prirent plus d'intensité : les douleurs de la poitrine devinrent intolérables, la toux plus fréquente, presque continuelle, les sueurs nocturnes très-considérables ; chaque soir, après avoir mangé, il rendait les aliments qu'il avait pris.

Il eut alors recours à plusieurs médecins, qui, tous, le regardèrent comme affecté d'une phthisie pulmonaire très-avancée et au-dessus des ressources de l'art.

Il était dans cette position déplorable, quand il vint se confier à mes soins. Je me livrai d'abord à l'auscultation et à la percussion. Je crus reconnaître, comme les autres médecins qui l'avaient soigné, une phthisie pulmonaire au deuxième degré ; mais, l'ayant examiné encore très-attentivement le lendemain, je diagnostiquai un catarrhe chronique, car, comme je l'ai avancé, il faut souvent une grande expérience et beaucoup de sagacité pour distinguer cette maladie d'une phthisie pulmonaire.

Je soumis M. Moreau à l'usage de la mixture, et ce malade revint à la santé si rapidement, qu'un mois après tous les symptômes avaient disparu ; aujourd'hui, M. Moreau a pris de l'embonpoint, de la fraîcheur, et jouit d'une santé au-delà de toute prévision.

TRENTE-DEUXIÈME OBSERVATION

Catarrhe et asthme suffocant.

Mlle de X...., âgée de vingt ans, fille de M. le comte

de X..., affectée depuis sept ans d'un catarrhe, accompagné d'accès d'asthme très-intenses, fut guérie par mon traitement, en six semaines.

M. le comte m'écrivait :

« Ma chère fille a une maladie qui date de sept ans ; les médecins qui l'ont traitée jusqu'à présent appellent sa maladie, catarrhe chronique avec accès d'asthme suffocant ; ces accès d'asthme durent depuis une heure du matin jusqu'à six ou dix heures ; la difficulté de respirer est extrême, ma fille pousse des cris déchirants ; ses souffrances sont atroces ; elle va difficilement à la selle; elle tousse beaucoup et par quintes ; elle rend trois ou quatre vases de crachats muqueux, épais et verdâtres »

Je soumis mademoiselle de X... à mon traitement, avec les moyens accessoires nécessités par sa position.

Un mois après, madame la comtesse, sa mère, m'écrivait :

« Monsieur,

» Je viens, aujourd'hui, vous rendre compte du résultat du traitement que vous avez prescrit à ma fille. Elle ne tousse plus et n'éprouve à son réveil qu'une légère oppression, qui ne dure pas ; elle dit aussi ressentir quelquefois une espèce d'engourdissement Du reste, elle a très-bon teint, engraisse à vue d'œil, mange avec un bon appétit, dort toute la nuit : grâce à vous, Monsieur, notre chère fille va être, enfin, rendue à la santé.

» M. de X... et M de V... me chargent de ne pas les oublier auprès de vous.

» J'ai l'honneur d'être, Monsieur, en attendant votre réponse avec impatience, votre très-humble servante,

» Comtesse de X. »

Je prescrivis la continuation de l'usage de la mixture, en en augmentant les doses, et un régime de
plus en plus réparateur.

Un mois après, M. de X... m'écrivait la lettre suivante :

« Monsieur,

» Je viens remplir un devoir bien doux pour moi, en
vous témoignant ma reconnaissance pour l'immense
service que vous m'avez rendu Ma fille, après six
semaines de traitement, se trouve radicalement guérie :
son extérieur a totalement changé; elle a pris de la fraîcheur, et sa santé est très-satisfaisante.

» Nous n'osions plus demander à la médecine qu'un
soulagement, et, par vos soins, Monsieur, notre fille a
retrouvé la santé. Aussi, je vous prie d'accepter, en témoignage de ma reconnaissance, le certificat ci-joint qui est
une preuve authentique de la cure miraculeuse de ma fille.

» Comte de X... »

« Monsieur,

» Je me joins à mes bons parents pour vous remercier
du bonheur que vous m'avez procuré; car, toutes les fois
que nous comparons mon état à celui où j'étais avant
d'avoir recours à vous, nous bénissons la Providence qui
nous a permis de vous connaître.

» Je vous prie d'agréer, Monsieur, l'expression de la
vive reconnaissance de votre très-humble servante,

» X... »

Voici la copie de ce certificat qui donne la description complète de l'affection que j'avais eu à
combattre :

« Je soussigné, comte de X.. , déclare et atteste, pour rendre hommage à la vérité et remplir un devoir de reconnaissance, que M. Tirat, docteur en médecine de la Faculté de Paris, a traité ma fille d'un *asthme suffocant* et d'un *catarrhe chronique*, dont elle était affectée depuis sept ans, maladies contre lesquelles tous les soins de nombreux médecins, tant de Rheims, de Noyon, que de Paris, avaient été vainement employés. Ces accès d'*asthme* lui venaient régulièrement tous les jours ; ils commençaient à une heure du matin, et ne duraient pas moins de cinq heures, et quelquefois toute la journée ; ils rendaient la suffocation imminente, faisaient pousser à ma fille des cris déchirants et lui causaient des douleurs atroces ; elle rendait, chaque fois, trois ou quatre vases de crachats muqueux et bilieux ; nous désespérions de ses jours et nous nous attendions journellement à la voir succomber dans un de ses accès.

» Le docteur Tirat a calmé, dès les premiers jours, les accès qu'il a éloignés et qui ont fini par ne plus reparaître ; une légère suffocation a remplacé les accès, mais n'a pas continué, car, aujourd'hui, après six semaines de traitement, ma fille se trouve radicalement guérie. Son extérieur a totalement changé, elle a pris de l'embonpoint et sa santé est plus florissante que jamais. Cette cure a de beaucoup surpassé nos espérances, car nous n'osions plus demander à la médecine qu'un soulagement, soulagement que nous cherchions vainement depuis sept ans.

» J'autorise le docteur Tirat à donner à cette cure, dans l'intérêt de l'humanité, toute la publicité qu'il désirera, le priant de compter sur ma reconnaissance éternelle et sur celle de toute ma famille

» Comte de X.. »

TRENTE TROISIÈME OBSERVATION

Catarrhe et asthme suffocant.

(Traitement par correspondance).

M. Singery, d'E..., près Mézières, retenu par un catarrhe chronique et un asthme suffocant, me demanda mon traitement par correspondance, en me décrivant les symptômes de sa maladie ; je m'empressai de lui envoyer mes prescriptions ; voici la lettre qu'il, m'écrivait après quelques jours de traitement :

« Monsieur le docteur,

» J'ai à vous apprendre que je me trouve beaucoup mieux. Depuis que j'ai commencé votre traitement, je mange avec un appétit dévorant du poulet rôti ; je me lève ; je n'engraisse pas, mais, depuis que je mange, je me trouve beaucoup mieux : l'expectoration a cessé ; la toux a complètement disparu et la gaieté m'est revenue.

» Je vous en témoigne ma reconnaissance et vous prie d'agréer, Monsieur, etc.,

» SINGERY. »

TRENTE-QUATRIÈME OBSERVATION

Catarrhe chronique avec accès d'asthme.

M. T., de Saint-Dié (Hérault), était affecté, depuis

plus de dix ans, d'accès d'asthme et d'un catarrhe qui lui faisaient craindre pour sa vie, chaque fois que les accès se renouvelaient. Il m'écrivit, pour la première fois, le 29 septembre 1855, que son existence était insupportable et qu'il n'avait plus d'espoir qu'en moi. Je lui fis suivre mon traitement par correspondance ; il m'écrivit, deux mois après, que les douleurs qu'il éprouvait avaient disparu, qu'il avait retrouvé ses beaux jours d'autrefois, et qu'il se portait comme quand il avait vingt ans.

TRENTE-CINQUIÈME OBSERVATION

Catarrhe chronique.

M. B..., général d'artillerie, âgé de cinquante-cinq ans, avait, depuis plusieurs années, une toux sèche ; il rendait, le matin, des crachats verdâtres et très-abondants ; le moindre exercice le mettait hors d'haleine. Il eut recours à mon mode de traitement, et, dans l'espace de quarante jours, il était complètement guéri.

TRENTE-SIXIÈME OBSERVATION

Catarrhe chronique.

(Traitement par correspondance).

M. Larché, curé à Châtres, près Tournans (Seineet-Marne), m'adressa la consultation d'une jeune personne, en me priant de lui donner tous mes soins.

Je fus assez heureux pour obtenir une guérison prompte et qui a toujours persisté.

Voici en quels termes M. le curé rendait compte, dans une lettre, de cet heureux résultat :

« Monsieur,

» Une jeune personne de ma paroisse, la fille Thibault, était atteinte, depuis plusieurs années, d'un catharre pulmonaire chronique; le médecin qui la traitait n'ayant point réussi, on en appela un second, qui me déclara que la jeune personne était perdue, que tout ce qu'il pourrait faire, ce serait de prolonger son existence pendant encore quelques mois. Je l'engageai à me faire la consultation de la jeune fille et à me la donner; je l'envoyai à M. Tirat, qui, de suite, me répondit. Au bout de quelques jours, la malade fut mieux; enfin, au bout de trois mois, elle parut guérie; trois mois plus tard, elle était domestique, et, aujourd'hui, elle est grosse et grasse, comme si elle n'avait jamais été malade.

» J'ai été témoin d'un autre fait à peu près semblable. Moi-même, à la suite d'une pneumonie très-grave, qui avait laissé un engorgement au côté droit, j'ai fait usage du traitement du docteur Tirat, qui m'a bien réussi. J'ai su du docteur Siméon que le médicament avait réussi dans plusieurs autres cas, où il s'en était servi après avoir vu les résultats qu'il avait opérés sur la fille Thibault.

» J'ai l'honneur d'être, etc.,   LARCHÉ, curé. »

Je traite, tous les jours, un grand nombre de personnes affectées de maladies de poitrine et qui ne s'adressent à moi qu'après avoir suivi, sans succès, plusieurs traitements et avoir été regardées, le plus souvent, presque toutes, comme incurables par leurs médecins.

Ces maladies présentant les mêmes signes, je crois inutile de donner, ici, les diagnostics que j'ai établis.

Je me bornerai donc à publier quelques-unes des nombreuses lettres qui m'ont été écrites par les malades qui ont dû leur guérison à mon traitement.

Ces lettres viennent compléter, du reste, les observations qui précèdent :

M. Gardeur, rue Gauterie, 50, à Rouen :

« Monsieur le docteur,

» Quand je vous ai consulté, j'étais affecté d'une oppression considérable, avec une toux sèche et des douleurs dans la poitrine et l'estomac ; j'avais suivi plusieurs traitements sans succès.

» Votre traitement et vos ceintures galvaniques m'ont ramené à une parfaite santé ; aujourd'hui, mes digestions qui étaient si difficiles se font bien.

» Je vous en témoigne toute ma reconnaissance.

» Votre dévoué serviteur,

» GARDEUR,

» Accordeur de pianos. »

M. Bouillon, épicier et mercier, à Brétigny, canton de Noyon (Oise) :

« Bretigny, le 14 juin 1858.

» Monsieur le docteur,

» J'ai l'honneur de vous informer, avec une vive satisfaction, que je suis guéri radicalement du rhume dont vous m'avez traité.

» Je ne tousse plus, mes forces s'accroissent de jour en jour, de sorte que je me trouve heureux, très-heureux d'avoir l'avantage de vous avoir connu.

» Je vous suis très-reconnaissant ainsi que ma famille.

» J'ai l'honneur d'être votre serviteur,

» N. Bouillon. »

M. Brunet, rue Mage, 8, à Toulouse, m'écrivait, après huit jours de traitement :

« Toulouse, 7 juillet 1858.

» Monsieur le docteur,

» Conformément à votre ordonnance, je viens vous faire savoir la position dans laquelle je me trouve, c'est-à-dire les améliorations survenues, depuis que je suis votre traitement.

» Quatre jours après avoir posé votre ceinture galvanique, une douleur vive que j'avais au bras gauche a disparu ; cette douleur que j'avais depuis à peu près un mois augmentait de jour en jour, et quatre ou cinq jours avant de commencer votre traitement, j'en souffrais tant, que je ne pouvais même pas dormir la nuit.

» Ma toux s'est beaucoup calmée; je tousse très-peu et cela ne m'empêche pas de dormir comme auparavant. Je ne crache plus ni sang ni aucune matière.

» Veuillez agréer, etc.,

» Brunet. »

Mme Thiberge, à Méru (Oise) :

« J'étais malade, depuis plusieurs années, d'une maladie de poitrine. J'avais suivi sans succès plusieurs traitements de médecins célèbres de Paris ; j'étais regardée comme incurable : M. le docteur Tirat m'a guérie. »

M. Ruffier-d'Esaime, rue Brise-Miche, 12, à Paris :

« Paris, le 4 juin 1858.

» Monsieur Tirat,

» Malade, depuis trois ans, d'une maladie de poitrine avec toux continuelle, crachement de sang, oppression extrême, amaigrissement considérable, j'avais suivi sans succès trois traitements : votre appareil galvanique et vos prescriptions m'ont soulagé immédiatement et m'ont parfaitement guéri.

» Recevez, Monsieur, l'expression de mes remerciements et de ma reconnaissance.

» RUFFIER-D'ESAIME. »

M. F. Tancrède, à la Villette, Paris :

« La Villette, le 9 octobre 1853.

» J'affirme, par la présente, que ma femme, à la suite d'un hiver, durant lequel elle avait beaucoup souffert de la poitrine, a éprouvé un grand soulagement, et, enfin sa guérison, grâce aux soins de M. Tirat. Vous pouvez, monsieur, faire de ce témoignage l'usage que vous croirez le plus utile à ce dernier, et, dans cet espoir,

» J'ai l'honneur, etc.

» F. TANCRÈDE. »

M. Manceau, curé, à Berchère-Lévêque, près Chartres :

« Monsieur,

» Surpris de la guérison presque miraculeuse obtenue par votre traitement sur la personne du sieur Colliot, de ma paroisse, je vous adresse mademoiselle R...

» MANCEAU, curé. »

Mᵐᵉ Julienne, rue Préfontaine, 23, à Rouen, à M. Tirat ;

« Monsieur,

» Affectée, depuis quatre ans, d'une maladie de potrine, avec toux , oppression insupportable et incontinence d'urine, votre traitement et votre appareil m'ont soulagée en quatre jours et guérie en un mois.

» Recevez l'expression, etc.

» Femme JULIENNE. »

M. Jules Mercier, rue Saint-Denis, 199, à Paris :

« Paris, ce 26 mars 1858.

» Monsieur Tirat,

» J'étais affecté d'une maladie de poitrine, depuis plusieurs années. J'avais essayé de plusieurs médecins, aucun ne m'avait guéri : votre traitement, qui est doux et facile à suivre, puisqu'il ne m'a pas empêché de travailler, m'a guéri en moins de deux mois et demi, et, dès le commencement, j'ai éprouvé une amélioration qui s'est continuée jusqu'à ma complète guérison.

» Veuillez recevoir mes remercîments pour la santé que vous m'avez rendue, et l'assurance de ma reconnaissance.

» Jules MERCIER. »

Mme Quémin, place Impériale, 49, à Rouen :

« Rouen, le 20 décembre 1858.

» Monsieur le docteur,

» Votre traitement et votre appareil galvanique ont été d'une grande efficacité sur moi, en me guérissant de ma toux, de mon oppression et de mes douleurs de poitrine.

» Veuillez me croire, Monsieur, votre dévouée et reconnaissante obligée

» Femme QUEMIN. »

M. Lefebvre, instituteur, faubourg du Ham, à Amiens, M. Calemaut, instituteur à Dampierre, près Dieppe, Mme Maffiel de la Commanderie, près Evreux, Mme Batry, demeurant à Arcueil (Seine), Mme Modeste, marchande de tabac, à Melun, et Mme de Lorme, demeurant à Nanteuil-le-Haudouin, ayant, tous, des maladies de poitrine, avec amaigrissement considérable, toux continuelle, expectoration abondante, ont été traitées, par correspondance, et guéries en un et deux mois de traitement.

Mme Gibert, débitante de tabac, à la Petite-Villette, Paris :

« Paris, le 8 juillet 1855.

» Monsieur,

» Je suis heureuse de pouvoir aujourd'hui vous annoncer ma guérison. Grâce à vos bons soins, je n'ai plus ni toux, ni crachements de sang, ni oppression. Je vous en remercie.

» Femme GILBERT. »

M. Mabille, curé à Ancretteville-sur-Mer :

« Monsieur,

» Vous êtes le seul à qui je doive l'avantage d'une amélioration réelle. Vous me la procurâtes au bout de quelques semaines En vous le témoignant, je joins un acte de reconnaissance que je vous prie d'agréer.

» MABILLE, curé. »

M. Moulin, premier ténor :

« Besthecourt, près Beauvais (Oise), ce 6 juillet.

» Mon cher docteur,

» Je n'ai pas oublié le service que vous m'avez rendu, il y a six ans, en me guérissant d'une maladie de poitrine avec extinction de voix, amaigrissement, oppression et douleurs, que beaucoup de médecins, qui m'avaient traité sans succès appelaient laryngite chronique Je vous adresse, aujourd'hui, ma femme, affectée d'une gastralgie; en la confiant à vos bons soins, je suis convaincu que vous la rendrez à la santé.

» Veuillez agréer, etc.

» J. MOULIN. »

M. Desgkoves, instituteur, propriétaire à Winne-zèele (Nord) :

« Monsieur le docteur, je suis heureux de pouvoir vous annoncer ma guérison, d'après votre traitement par correspondance ; ma toux, qui était tellement intense, a aujourd'hui totalement disparu.

» DESGKOVES. »

M. Charles Lemire, au Neubourg (Eure) et à Rouen, place Impériale, 4, chez M. Obry, son beau-père.

« Rouen, le 24 juillet 1857.

» Monsieur le docteur,

» Lorsque je suis allé vous consulter, j'étais affecté d'une maladie de cœur qui avait été rebelle à tous les traitements ordonnés par des médecins honorables et jouissant d'une bonne réputation. Il n'y a que vous, Monsieur, qui m'avez rendu la santé. Continuez à faire une spécialité de ces sortes de maladies et vous êtes assuré de multiplier votre clientèle qui, déjà, est fort considérable.

» Croyez, Monsieur, à toute ma reconnaissance et recevez mes sincères remerciements.

» Ch. LEMIRE »

Mᵐᵉ Théry, rue Voltaire, à Wazemmes, Lille (Nord):

« J'étais affectée, depuis sept ans, d'une paralysie des jambes, d'une hydropisie du cœur et d'une gastrite; je ne pouvais quitter le lit; je vomissais tout ce que je mangeais; mon oppression était extrême.

» Les nombreux traitements que d'autres médecins m'avaient prescrits n'avaient produit aucun résultat : je m'adressai au docteur Tirat, et, un mois après, j'obtins une grande amélioration, qui fut suivie de guérison, trois mois après.

» Femme THÉRY. »

M. Clément, Julien, de Pernes (Vaucluse) :

« Je soussigné, déclare que ma fille a été radicalement guérie par M. Tirat, de palpitations incessantes qui ne permettaient pas à la malade de faire une course tant soit peu longue, et encore moins de se livrer à aucun genre de travail.

» JULIEN. »

M. Postel, curé, près Amiens (Somme) :

« Monsieur le docteur,

» Vos ouvrages m'ont paru renfermer d'excellents principes pour le traitement des maladies de poitrine ; plusieurs malades de ma connaissance en ont fait usage à ma satisfaction et à la leur.

» Le jeune homme de Fignecourt vous dût sa guérison, après quelques semaines de traitement seulement.

» Le maître maçon d'Amiens était à deux doigts de sa perte, par suite de sa longue maladie de poitrine, héréditaire dans toute sa famille ; le médecin avait déclaré sa mort comme très-prochaine ; c'est à cette époque qu'il commença à suivre votre traitement, et il s'en trouva mieux, à la surprise de tout le monde ; mais il dût succomber à ce mal invétéré, tout en vous remerciant de ce prolongement.

» Plus heureux, l'abbé Papin est parfaitement guéri ; il est prêtre maintenant. M. Delplanche, vicaire à la cathédrale, vous donnera son adresse.

» POSTEL, curé. »

TRENTE-SEPTIÈME OBSERVATION

Glandes. — Scrofules.

Mlle Berbechon, de Cognac, outre un rhume, avait au cou cinq grosses glandes qui ont entièrement disparu sans opération ; elle avait été traitée sans résultat.

24

La dame de M. Petit, commissionnaire au Havre, avait des glandes au cou, depuis de longues années ; mon traitement les a fait disparaître : il n'en est resté aucune trace.

———

M. Layé, cultivateur à Fournetot, près de Pont-Audemer (Eure), m'écrivait, le 28 mars 1858 :

« Monsieur,

» Je vous écris pour vous faire savoir que vous avez parfaitement réussi pour la guérison de ma jambe ; elle est entièrement guérie. Depuis quinze jours, il n'y a aucune cicatrice.

» LAYÉ. »

Ce malade avait des fistules avec carie et des tumeurs.

———

La dame de M. Sellé, administrateur de la cathédrale de Rouen :

« Monsieur,

» Vos appareils galvaniques et votre traitement m'ont guérie de mes douleurs, que rien n'avait pu faire disparaître, et de ma tumeur que j'avais depuis plusieurs années.

» Femme SELLÉ. »

TRENTE-HUITIÈME OBSERVATION.

Affection nerveuse. — Gastralgie.

Mme Césarine Lapierre, rue Orbe, 110, à Rouen,

était affectée, depuis cinq ans, d'une gastralgie chronique. Les symptômes de la maladie étaient les suivants : perte complète de l'appétit, nausées, vomissements, sensation intense de brûlure partant de l'épigastre, aboutissant à l'arrière-gorge, accompagnée d'un flot de liquide brûlant et âcre, amaigrissement extrême, tristesse habituelle ; depuis six mois elle ne mangeait plus un atôme de pain, une bouillie légère était sa seule nourriture. Je la soumis à mon traitement, et, quinze jours après, elle pouvait manger de la viande ; trois mois plus tard, elle était guérie.

Aujourd'hui, sa santé est parfaite, elle a beaucoup d'embonpoint et, depuis sa guérison qui date de six ans, elle n'a plus ressenti aucune douleur d'estomac.

TRENTE-NEUVIÈME OBSERVATION.

Traitement par correspondance.

Rhumatisme nerveux chronique avec douleurs et perte de l'usage des jambes.

Mme Floribanne-Closaire, au Vieux-Villers, près Crèvecœur (Oise), était affectée, depuis cinq ans, d'un rhumatisme chronique. Elle avait une de ses jambes fléchie sur la cuisse, dont les muscles étaient rétractés. La douleur à la hanche et au genou était continuelle, mais elle devenait intolérable au moindre mouvement.

L'articulation coxo-fémorale paraissait complétement percluse ; elle ne pouvait se lever sans béquil-
les ; le membre malade ne pouvait faire le moindre
mouvement, sans causer des douleurs affreuses ; son
corps était penché presque à angle droit sur la cuisse.
Elle avait suivi sans succès plusieurs traitements, et
les médecins qui l'avaient traitée regardaient sa
maladie comme incurable.

Je prescrivis l'application de mes appareils galvaniques, des pilules laxatives, des frictions, et je con-
tinuai à la traiter par correspondance pendant trois
mois. L'amélioration fut prompte et la guérison
complète en cinq mois de temps.

C'est par l'intermédiaire de M. le curé Petit que je
correspondais avec cette malade : je donne ici la lettre qui me fut adressée à titre de remerciement :

« Monsieur le docteur,

» Depuis cinq ans, j'étais affectée d'un rhumatisme chronique, contraction des muscles avec douleur, perte de
l'usage des jambes. Depuis deux mois déjà, je devais vous
donner des nouvelles de ma position, mais une imprudence
que j'ai faite, et qui m'a occasionné de grandes souffrances,
a mis obstacle à ma bonne volonté.

» Aujourd'hui, je puis vous dire, à ma grande satisfaction,
et pour votre louange : je suis guérie ! Votre traitement,
suivi de point en point, a fait disparaître mes douleurs et
m'a complétement redressée, en sorte que celui qui,
m'ayant vu il y a trois mois, me reverrait aujourd'hui, ne
me reconnaîtrait plus.

» Je vous autorise, si cela peut contribuer au soulagement d'autres personnes, à donner à ma lettre de remerciements toute la publicité possible.

» Agréez, je vous prie, monsieur le docteur, l'hommage
de ma reconnaissance la plus sincère.

» Floribanne CLOSAIRE. »

« Je, soussigné, certifie conforme à la vérité le contenu
de cette lettre.

» PETIT, *curé*. »

QUARANTIÈME OBSERVATION.

Affection rhumatismale.

Mme Gillemant, Grande Place, à Valenciennes,
douée d'un tempérament pléthorique, était, depuis
six ans, atteinte d'une affection rhumatismale qui
sévissait à des intervalles très-rapprochés, mais particulièrement sous l'influence d'une atmosphère froide
et humide ; les douleurs se faisaient vivement sentir
dans les muscles des jambes et dans l'articulation des
pieds ; le moindre contact, la plus petite contraction
musculaire lui faisaient pousser des cris déchirants ;
la marche était impossible. L'application de deux
appareils électro-chimiques fit disparaître presque
immédiatement les douleurs, et, avec l'auxiliaire de
quelques pilules laxatives et d'un liniment alcalin,
elle fut guérie parfaitement en moins de trente jours.

QUARANTE UNIÈME OBSERVATION.

Goutte.

M. N... était atteint, depuis huit ans, de la goutte; il avait annuellement deux ou trois accès qui le retenaient, chaque fois, plusieurs semaines au lit. La dernière fois, une attaque plus violente l'avait cloué cinq mois entiers dans son lit; il éprouvait des douleurs atroces, des frissons, des nausées, céphalalgie, fièvre, agitation extrême, nuits sans sommeil, gonflement avec rougeur foncée de l'articulation tibio-tarsienne et des orteils, gonflement, rougeur et douleur au genou gauche, douleurs lombaires.

Je prescrivis l'emploi des petits appareils portatifs électro-galvaniques, avec pilules laxatives et des frictions alcalines; dans les vingt-quatre heures, toutes les douleurs avaient disparu; la guérison fut complète, après deux mois de traitement.

———

Les guérisons que j'ai obtenues dans le traitement des maladies nerveuses, en employant mes ceintures électro-chimiques, sont aussi nombreuses que remarquables.

A la suite de ces dernières observations, que je n'ai pas multipliées, car les diagnostics de ces affections sont presque toujours les mêmes, je cite quelques-unes des lettres qui m'ont été adressées ; elles témoignent, toutes, de l'efficacité de mon traitement :

M. Wambruaire, prêtre à Werwick (Belgique) :

« Monsieur le docteur,

» A peine avais-je commencé à faire usage de votre appareil et de vos prescriptions que j'ai été soulagé do mon tremblement nerveux et de la débilité de tous mes organes. Le tremblement a disparu après six semaines.

» Wambruaire. »

Madame Rousseau, rue Cinquième, 17, à Valenciennes :

« Valenciennes, le 14 août 1857.

» Monsieur,

» J'étais affectée d'une gastralgie, depuis de longues années ; mon médecin disait à mon mari que je ne tarderais pas à succomber ; mais votre traitement m'a guérie en quelques mois.

» Recevez, monsieur, mes plus sincères remerciements et l'expression de ma plus vive reconnaissance,

» Femme Rousseau. »

M. Carpentier, de Neuville-Ferrières, près Neufchâtel-en-Bray :

« Monsieur,

» Quand je vous ai consulté, j'avais des douleurs intolérables dans l'estomac ; je vomissais tout ce que je mangeais ; j'étais maigre comme un squelette. J'avais consulté sans succès, beaucoup de médecins de Paris et de mon département : votre ceinture galvanique et vos prescriptions m'ont guéri radicalement.

» CARPENTIER. »

M. Quénu, à Rouen, à M. Tirat :

« Rouen, 12 février 1858.

» Monsieur,

» Quand j'ai été vous consulter, de la part de la sœur Saint-Vincent, je ne pouvais plus manger sans éprouver des douleurs intolérables ; après avoir fait l'application de votre appareil galvanique sur l'estomac, j'ai ressenti, de suite, une grande amélioration et mes douleurs ont disparu.

» Je vous en suis reconnaissant

» Mme la sœur Saint-Charles, qui suit votre traitement pour l'estomac, m'a chargé de vous dire qu'elle va de mieux en mieux.

» Veuillez agréer, Monsieur, e'c.

» QUÉNU. »

M. Demarcy, propriétaire à Quevauvillers, près Amiens (Somme) :

« Monsieur,

» Depuis de longues années, je souffrais horriblement d'un rhumatisme chronique, pour lequel j'avais consulté inutilément plusieurs médecins.

» Je m'adressai au docteur Tirat, qui me guérit radicalement.

» DEMARCY. »

Madame Bailleux, rue Percée, 13, à Rouen :

« Rouen, le 28 mai 1858.

» Monsieur le docteur,

» Depuis 25 ans, j'étais affectée d'un rhumatisme chronique et d'une gastralgie, avec des douleurs atroces dans l'estomac et le ventre, et dans tous les membres ; mes douleurs de tête m'empêchaient de me livrer à aucun travail.

» J'avais suivi, sans succès, plusieurs traitements de médecins de Rouen et de Paris

» Votre traitement et votre appareil galvanique m'ont procuré une amélioration prompte, qui a été suivie de la guérison

» Je vous en remercie et vous en témoigne ma reconnaissance.

» Veuillez agréer, etc.

Femme BAILLEUX. »

Enfin, j'ai reçu de M. Mattez, maire de Saint-Saire, le certificat suivant :

« Je soussigné, maire de la commune de Saint-Saire, canton de Neuf-Châtel (Seine-Inférieure), certifie que le sieur Pierre Bisson, âgé de cinquante-huit ans, indigent, travaillant comme ouvrier charpentier, domicilié dans cette commune, était atteint, depuis environ dix ans, d'une goutte aciatique qui le mettait hors d'état de travailler pour gagner sa vie ; aujourd'hui, à la suite du traitement ordonné par le docteur Tirat, il se trouve en état de travailler, et n'éprouve plus de douleurs.

» Le Maire : MATTEZ.

» Saint-Saire.

Indépendamment de ces nombreux cas de guérison, j'ai été assez heureux pour traiter avec succès, d'un rhumatisme sciatique, Madame Gilement, café du Commerce, à Valenciennes, en huit jours de temps, et d'une surdité, la fille aînée de M. Caron, à Babeuf, près Noyon (Oise).

Enfin, Madame Duneuf-Germain, à Quevauvilliers, près Amiens (Somme), a été guérie en quatre mois, par mon traitement, d'une tumeur à l'utérus, qu'on regardait comme cancéreuse, comme le constate la lettre suivante :

« Monsieur,

» J'avais une tumeur à l'utérus que de nombreux médecins que j'avais consultés n'avaient pu guérir ; je m'adressai au docteur Tirat, qui, par son mode de traitement, me guérit en quatre mois.

» Depuis cinq ans, époque de cette guérison, je me porte parfaitement bien.

Femme Duneuf-Germain. »

Souvent les malades éloignés de Paris me consultent par l'intermédiaire d'un médecin ; dans ce cas, j'adresse directement mes prescriptions à mes confrères.

Quelques-uns sont assez loyaux pour en reconnaître l'efficacité ; d'autres évitent, avec le plus grand soin, de les suivre rigoureusement et, alors, ils ne manquent pas d'attribuer à mon traitement un résultat qui n'est dû qu'à leur mauvais vouloir.

Quoi qu'il en soit, voici quelques lettres de médecins qui n'ont eu qu'à se louer d'avoir suivi de point en point mes ordonnances :

M. Lerebours, médecin à la Chapelle-Yvon :

« Monsieur et cher collègue,

» L'état général de M. Manicot paraît et est certainement amélioré : la respiration est plus longue ; il n'y a pas de fièvre ; nous avons de l'appétit, etc.

> » LEREBOURS, *d. m.* »

M. Thiébaut, docteur-médecin, à M. Tirat. :

« Monsieur,

» Je vous avais dit qu'une de mes malades voulait essayer de votre traitement, depuis que la pauvre femme voit madame Lecreux aller mieux, etc.

> » THIÉBAUT, *d. m.* »

M. Guyard, médecin à Tonnerre, m'écrivait :

« Monsieur et cher confrère,

» La haute réputation dont vous jouissez dans le traitement des maladies de poitrine, me fait désirer recevoir le plus tôt possible votre consultation, afin d'administrer, à une de mes malades, les moyens thérapeutiques que vous avez l'habitude de prescrire.

» Dans l'espoir de voir, comme un grand nombre de nos confrères, leur efficacité, j'ai l'honneur d'être, etc.

> » GUYARD, *d. m.* »

J'adressai à M. Guyard les prescriptions qu'il me demandait, et, quelque temps après, j'en recevais la lettre suivante :

« Monsieur et honoré confrère,

» Il y a environ quinze jours que j'ai eu l'honneur de vous consulter pour madame A... Aujourd'hui, et même depuis cinq ou six jours, la malade est un peu mieux ; l'expectoration est plus faible, le matin surtout, la toux moins forte, etc.

» Guyard, d. m. »

La femme de chambre de madame la marquise d'Ambly, affectée d'une maladie de poitrine depuis neuf ans, pour qui ce médecin me consulta , fut guérie radicalement par mon traitement.

M. Plouvier, médecin à Steenwerck :

« Monsieur et cher confrère,

» Je suis heureux de pouvoir vous dire que l'amélioration de ma santé se maintient. Cependant, il y a, maintenant, peu de progrès réel : l'expectoration , quoique plus faible, continue ; l'enrouement, quoique moindre, persiste. Quant à l'état général, le mieux y est plus sensible : je suis plus frais, plus alerte, plus dispos, l'appétit est meilleur ; toutes mes fonctions, enfin, s'exécutent mieux.

» Agréez l'expression de mes sentiments affectueux.

» Plouvier, d m. »

M. Peuchet, médecin-vétérinaire, étant venu à Paris pour entrer dans la maison de santé que je dirigeais, me pria de lui donner une consultation pour faire, auparavant, l'essai de mon traitement.

L'amélioration de son état fut si prompte qu'il put retourner deux ou trois jours après chez lui, d'où il m'écrivit la lettre suivante ;

« Monsieur,

» Grâce à vous, ma position maladive s'est tellement améliorée, que j'ai renoncé, quant à présent, à entrer, ainsi que j'en avais l'intention, dans votre établissement.

» Je n'oublierais pas, Monsieur, que vous m'avez été utile dans la seule et unique consu'tation que j'ai reçue de vous et à laquelle j'attachais une grande importance.

» Je suis convaincu que tout ce que vous m'avez dit est exact, que le régime que vous m'avez prescrit et que je suis ponctuellement, contribuera pour beaucoup à l'amélioration de mon état.

» Aujourd'hui, mon étouffement et mes suffocations sont tout à fait diminués et je puis me coucher sur le dos et sur le côté gauche ; je marche mieux et j'éprouve parfois un bien-être réel.

» Veuillez agréer, avec mes remerciements sincères, etc.

» PEUCHET. »

Malgré les succès que j'obtiens chaque jour, il est des cas, je dois le reconnaître, où mon traitement est impuissant.

Mais ces insuccès sont dûs, presque toujours, au retard que les malades mettent à me consulter. Ils ne viennent, ordinairement, à moi qu'après avoir suivi plusieurs traitements et avoir perdu un temps précieux ; c'est-à-dire, lorsque la mort environne de toute part l'organe qu'on aurait pu guérir.

Je ne saurai donc trop recommander aux personnes affectées de ces terribles maladies, lorsque le traitement qu'on leur fait suivre ne réussit pas promptement, à réclamer les soins d'un médecin spécial.

Questions auxquelles doit répondre le malade qui, éloigné de Paris, désire consulter un médecin.

Beaucoup de malades habitant des campagnes isolées, et se trouvant éloignés des médecins spécia x qui ont leur confiance, ne peuvent les consulter que par lettres; je crois leur être utile en leur indiquant les renseignements qu'ils doivent donner pour que le médecin qu'ils désirent consulter puisse les aider de ses conseils et les diriger dans la marche qu'ils ont à suivre pour arriver à une complète guérison.

En suivant de point en point l'ordre que je vais leur indiquer, les malades éviteront de se livrer à des détails superflus, et ne négligeront rien de ce qu'il est indispensable de faire connaître au médecin. Léurs renseignements seront suffisants pour qu'il puisse juger convenablement de leur état et leur faire suivre avec succès son traitement.

Renseignements relatifs à la phthisie pulmonaire, à l'asthme, au catarrhe et aux autres maladies chroniques.

1° Indiquer son âge et depuis quelle époque date la maladie dont on est atteint.

2º Le sexe et les circonstances particulières. Ainsi, si la personne qui consulte est une dame, elle indiquera si elle est bien réglée. Elle dira si elle a eu des enfants; si elle a nourri ; si elle a fait passer son lait avec précaution; si ses couches ont été heureuses. Elle indiquera si sa maladie s'est développée par suite d'une suppression des mois.

3º Indiquer la constitution particulière du malade.

4º L'état des lieux que le malade habite.

5º Habitudes et occupations du malade.

6º Indiquer les maladies antérieures et concomitantes du malade, et les maladies de famille.

7º Indiquer l'état de la digestion : si l'appétit est bon; si la digestion est facile; si le sommeil est paisible; si on exécute bien toutes ses fonctions ; si on a des vents.

8º Indiquer l'état de la peau et de sa sécrétion; si on sue plus la nuit que le jour; si la sueur est visqueuse.

9º Rappeler les circonstances qui ont présidé au développement de la maladie ; si on l'attribue à des peines morales, des fatigues excessives, des sueurs rentrées, des abus de régime et des excès de nature quelconque.

10º Indiquer l'état de la tête, de la poitrine, des intestins, de la vessie; le degré d'irritabilité et de faiblesse de ces organes; depuis quelle époque on a commencé à maigrir.

11º Dire si on a vomi du sang : si les crachats en sont imprégnés; si la matière que l'on crache est abondante; si elle est jaune, verdâtre, savonneuse ou blanchâtre ; si elle surnage sur l'eau ou si elle se précipite au fond du vase. Indiquer si on tousse sans cracher; si on éprouve des excès de suffocation; si on peut se coucher des deux côtés; si, dans l'acte de la respiration, on éprouve ordinairement de la gêne; si la poitrine fait entendre des bruits.

12º Enfin, indiquer si les palpitations du cœur sont fortes; si on les éprouve souvent ; si les pommettes des joues sont rouges; si les lèvres et les dents sont bleuâtres; si les extrémités sont froides; si on éprouve des étourdissements dans la tête.

Nota. — Les dix premières questions sont communes à tous les malades, de quelque nature que soit leur maladie.

Renseignements relatifs aux maladies antérieures ou concomitantes.

1º Indiquer si on a eu une dartre, sa position et son étendue.

2º Si la dartre excite des démangeaisons ; si elle forme des croûtes, des boutons, des écailles, des farines, des plaques arrondies, des ulcères, des vésicules, des tubercules, des taches rouges, jaunes ou brunes.

3º Indiquer de quelle époque elle date et quelles sont les causes de son développement.

Et 4º Indiquer si on a eu la gale, la teigne, les écrouelles ou des croûtes à la tête ; si on a eu la maladie vénérienne.

Renseignements relatifs aux scrofules.

Indiquer si les glandes du cou étaient dures ou molles ; si elles étaient douloureuses ; à quelle époque elles ont disparu ; si, outre celles du cou, il en existait sous l'aisselle, à l'aine ; si le ventre est dur, douloureux ; si les parents ont été affectés de la même maladie.

Renseignements relatifs aux maladies vénériennes.

1º Indiquer si la personne avec laquelle on a eu des rapports était affectée de dartres, de la gale, de flueurs blanches.

2º Signaler les symptômes de la maladie depuis le commencement de son invasion ; dire si le mal n'est pas de longue date ; si l'abus des liqueurs et une nourriture trop échauffante n'ont pas accru l maladie.

Renseignements relatifs aux gastralgies.

1º Indiquer si le ventre est douloureux dans une partie quelconque ; si on a des envies de vomir ; si on souffre en mangeant, ou une heure ou deux après avoir mangé ; si on est constipé ; si on a des envies fréquentes de manger.

2º Indiquer les aliments que l'on digère le mieux ; si ce sont les farineux, le laitage ou les viandes rôties.

Renseignements relatifs aux maladies nerveuses et rhumatismales.

1º Indiquer les maladies antérieures, les endroits douloureux.

2º Indiquer si les fonctions digestives sont régulières, l'état du sommeil.

3º Indiquer si le malade éprouve des lassitudes, et s'il a les extrémités froides.

NOTA. — Les malades doivent affranchir leurs lettres, sinon elles resteraient sans réponse.

Mes consultations ont lieu tous les jours, excepté les dimanches, de midi à quatre heures.

FIN.

TABLE DES MATIÈRES

OBSERVATIONS.